**When Chinese Medicine
Meets Western Medicine**

History and Ideas

U0241451

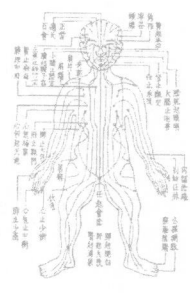

当中医遇上西医

历史与省思——区结成 著

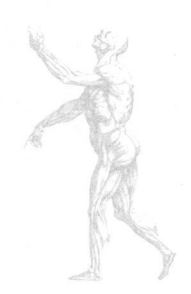

生活·讀書·新知 三联书店

序言

现代西医经历过很长远的传统：草药、冶金术等，基本上与中医的远古传统非常相似。解剖学，随着生理和病理学的发展，把西医学完全改观。今天，除了医学史家，再没有人记得远古的西医传统，其实完全与中医，或者其他古医学（如印度 Ayurveda）没有两样。

一些拜服中医药作为国粹，或者失望于高科技西医而寄望于传统中医药的病患者，尽管假定了自己追随着一套古传的阴阳五行学说，以求解脱，但对近百年来，中医药随着科技入侵的演变，已无可避免地相应改变，又知道多少？

办教育者，提供服务者，为了资源的考虑，巧妙地把中医药定位到必须继续依附在阴阳五行学说，因此省免了科技资源要求的轨道上，又是否知道近百年的变化，中医药的轨迹，其实已无可避免地走进了科技的要求？单纯的阴阳五行，早已不可能广为现代人接受。

至于研究一项，矛盾更难解决。中医药强调经验和独立病例的分析和记录，与科学寻求客观统合的研究方向背道而驰。究竟矛盾怎样解决？有假定传统理念必须保留者，坚持传统方针不能放弃，必须包含在任何研究项目之内，最简单莫如邀请中医按照他的传统见解发挥，只要在分析之时，使用科学方法便可。表面简单的折中，是否真能实施，有待考证。

当前华人社会的中医药施受情况，正面临着传统的假定和不同程度的现代化的影响。实际情况难以看得通，说得清楚。最好还是凭着假定办事，否则迷惘更影响办事效率。

区结成医生是西医，受的是良好的现代医学教育，治理病人的丰富经验都在先进的医院中累积，思维的轨迹自然难以脱离科技逻辑。虽然他的著作题目定为《当中医遇上西医——历史与省思》，若改之为《当西医遇上中医》，可能亦属适当。也许假若没有世界性的对科技的一些迷惘，中国大陆认中医药为传统光荣的执着，加上香港回归前后对中医药的重新定位，极具识见如区结成医生者，也不一定认真地探讨他本科外的、科技主流之外的"另类医疗"吧？

西医遇上中医，若索性不理不睬，也不至于影响业务。西医守则当中，历来便有一条：不容许与主流之外的医疗系统联系沟通，这助长了西医对中医的忽视和忽略。区医生接受了医疗服务基本上应属多元，而非单元，因此如他所说："假装中医药与西医互不相干，便等同卸责。"因此，他便感到遇上中医必具省思的需要。

区医生选择了从历史去探索，作为省思的方向。因为早就提出了医学是多元的，中西医孰优孰劣的辩论，不必要寻求绝对，很多文化和传统的难题，也便容易处理。华裔的读书人或普通人都不会绝对地怀疑传统中医药的实际价值。那极长的历史，完整的系统，超越其他体系的姿采，确令人拜服。在不同程度的理解当中，批判者有之，但全面否定者实在少见。正如孔孟于华人心坎之中，无论批判倾向多尖刻，亦难见全面否定也。华人之对中医药，因此容易产生盲目信奉，甚至迷信的情况。当西学传入中国，科技给予传统中医药很大的冲击之时，卫道者自然产生屈辱之苦。时至今日的香港，我们仍屡闻中医药受压制的倾诉。西医面对现实的文化冲击，往往被逼表态。区医生选择了历史的方向，作为省思的主线，于是巧妙地避开了表态的需要。

可是，西医论中医，真能逃避表态吗？区结成战战兢兢，绝不表示主观批评，客观地细述中医药近百年的发展，读者容易看得出他的厚道和客气。可是，中医在现代的发展史，基本上便属于它的衰落史，无论多么小心，也遮盖不了，在现代科技的进攻底下，中医药被霸道得永无止境的势力推倒，退缩到丧失主导的实况，实也难怪血泪的倾诉了。

到今天，原产中医的内地，中医人数占医生的五分之一，所谓"中医医院"数目只占十分之一，而该等医院的每年开支，百分之六十以上竟花在西医西药上。这不是倒退的最佳证明吗？百年来，中医谋求振作自强，尝试把科技引进中医领域，加强诊断，补充治疗。结果如何？是实际充实还是引狼入室？反正卫道者有中医药不科学化必被废，科学化也被废的消极看法。

问题在于科技滋润着西医西药，能量极大，看似永无止境，日新月异。科学发展的倾向是单元的，不断寻求绝对正确的办法，不会给予传统医药保留自己的空间。传统医药只有在那霸王清洗的阵地之上招架。

如果能量无限的科学，真能给我们解决所有的健康问题，无论接受服务者和行医者，的确只需循着科技的方向追求便可。可惜，在病因病原逻辑复杂的领域，科技的贡献与理想的距离仍然遥远。且看敏感、病毒、衰老、失调、癌症等领域，仍缺乏彻底解决的办法。主宰现代的科技，既非全面解救系统，多元的取向便有其必要，中医药便有保存和发展的空间，使其追上时代了。

西医之参与"中西医结合"，其出发点便应源自实际补充西医之不足的考虑上。不必受政治原因、文化倾向、社会压力等势力的影响。

半个世纪以来，在中国境外，西医药主导，另类医疗属于辅助性质。中国境内，国家政策是中西医结合，亦见实际措施，如教育机构、服务设施的制度化和兴建，都有具体的增加。可是，科技的多功能力量和实践的成果，不留余地地腐蚀中医药，不断地抢夺使用者，造成中西医结合沾上有名无实之嫌。

所谓"结合"，是平均使用，公平发展，还是西医加用中药，中医加用西药？

平均使用中西医药，或者说，平均分配资源，投入中医药或西医药，在"文化大革命"时期，医疗上的行政指令，的确也曾实施。其结果不但使部分病者吃亏，还大大地打击了西医对使用中医药的信心。

公平发展呢？乐见如此，但能体现吗？科技的成果，造成了它的专横跋扈，早已形成唯我独尊之势。除非传统医学能及时引进科学，利用科学，否则只好安于自我封闭了。

因此，从病者的实际需要考虑，还是西医和中医各自根据自己的能力规范，在自觉不足而存在缺陷的地方，使用中药（西医）或西药（中医）为好。

区医生没有为多元化医学提供答案或研究解决办法，他只肯定医治疾病的过程，应该是多元化的，中西两个不同的制度亦可共存共进。我在这里一没有更高的能力去提供中西医结合的办法；二也没有叨了区医生的光，看了他的著作而想通了点。但其实我不能乐观。不能乐观，原因在于区医生提出的两点：第一，科技的发展太急骤，势不留人。第二，现代人要求硬闯关，把没有好好交代的道理都要求做好整理。我对中医药认识不够，不知道中医药硬闯关的能力。

其实，区结成医生对硬闯关也略见消极。他用了三章的篇幅，分别解释中医的三个重要道理：第一，阴阳五行之道；第二，脏腑理论；第三，辨证论治。他多方考据，仍找不出把三大理论现代化，使用科学方法去做出现代解释的具体办法。

也许，作为西医的我们，只要放下其实与我们专业殊不对称的优越感，既可继续使用我们熟悉的西医和西药，同时认清自己业内的缺陷，寻求中医中药补足，便能进一步发挥医者的责任。在这程序当中，使用西医常规的研究方法，去证实疗效，加以记录和推广，也许能把现代医学和传统医学带到一个新的境界。

　　在未懂得怎样改造中医药之前，西医愿做此取巧尝试，将给人类健康做出重要的贡献。愿意参与实践行列的西医，若能细阅本书，一方面能掌握中医的演变和近百年受西方科学冲击引起的变化之重要资料；另一方面，亦能够从西医的思维，了解最重要的中医理论。

　　在万事都讲求专科的今天，若所有人都接受中医中药成为一门专科，使其得以接受转介，提供专门服务，那么很多问题（如中医的地位、权限、教育需求等）都能立刻解决。专科者，承认非属万能而在某方面有过人本事也。那不是既保障权利，同时又谦和共处吗？

梁秉中

香港中文大学中医中药研究所

2003 年 7 月

前
言

从带状疱疹说起

　　带状疱疹（herpes zoster）是一种剧痛的急性皮肤病，中医称为
"蛇丹"，俗称"生蛇"，又称"缠腰龙"。这是由带状疱疹病毒感染脊
髓神经节段（neurotome）的背根（dorsal root），或面部的三叉神经节
引致的。在潜伏一段时期之后，到身体免疫机能衰弱时，疱疹就发出
来；而与神经节段对应的皮肤区，便会出现极痛楚的疱疹红斑。

　　人体的皮肤表面就像一幅地图，皮肤区与神经节有内在的关联。
由脊髓背根神经节供应的皮肤区，称为"皮节"（dermatome）。从疱
疹红斑的位置与范围，可以准确断定受到病毒感染的是哪一段（或
几段）神经节。

　　1977年，我在美国布朗大学医学院念一年级，并课余看中医针
灸书。来到"皮节"这一课，我想既然带状疱疹在脊髓神经的病变
与皮节征状是相对应的，那么，针灸的机理，可能便是刺激皮节，
反方向对与该脊髓神经节相关的内脏发生作用。例如针刺脚底"涌
泉穴"，皮节是Sacral段的S1，而S1神经与泌尿功能及性功能相关，
这便可以解释中医"涌泉穴"在这些范围的治疗作用。

　　我问解剖学系讲座教授这个题目是否值得研究。老教授是一本

6

活的解剖学百科全书，样貌有一点像从文艺复兴时期掉进现代的医学家。他拉下老花镜，带笑地说："很多人已经这样想过了。如果针灸的机理是这样简单就好了。"

阅读中医书的兴趣，从大学延续至今。其间，也在香港大学的进修课程读过两年针灸学。近年读了一些中西医学史的资料，断断续续地思考中西医学在历史上怎样殊途、在现代如何相通等问题。2002 年，我参与了香港医院管理局刚起步的中医服务发展筹划，又与一些中西医朋友成立了香港中西医结合学会。因着这些活动，时常置身在有关中西医的讨论当中。这一年夏天，动笔梳理手上有关中西医学相通课题的资料札记，累积了万余字。此时因缘际会，遇上香港三联书店的编辑，从而构思了这个写作计划。

中西医学的结合

中西医学有异有同，对于两者如何相通，一个常见的提法是"中西医结合"。近四十年来，中国大陆在中西医结合的基础理论和临床研究，初见规模。像"中西医学应否结合、如何结合"这一类课题，论者甚多，各有定见。而这些几乎一无例外的是中医学者的著作。中医学者讨论的起点，常是"中医的未来""中医往何处去"这些问题。

"中西医结合"有两个不同层面的意涵。宽泛地说，会通中西医的诊治概念与方法，互补或并行地施用在病者身上，便是"中西医结合"。清末的王清任，民国初年的恽铁樵、张锡纯是先行者；现代不少西医也乐见病人从中医药治疗中得益，例如针灸作为辅助治疗痛症、中药用于辅助癌病化疗等，这在现代西方称为"补足及另类医学"（Complementary and Alternative Medicine，简称 CAM）。严格的"中西医结合"提法，则是指 20 世纪 50 年代由于毛泽东的政治指令式的提倡，中国大陆出现了"中西医结合医学"队伍，与中医、西医鼎足而立。"中西医结合医学"的队伍人数不多，他们也不讳言在起步阶段，是一个未成熟的学科，甚至在将来医学的发展中，"中西医结合"理论会成为一种过渡性的理论。（张文康主编《中西医结合医学》，第8页）

从"中西医结合医学"的理念出发，一些学者建构出宏大而具野心的理论。祝世讷编著的《中西医学差异与交融》颇具代表性。作者从"系统论"的观点提出，中西医学都有"系统论"的思维：西医学有"内稳态"（homeostasis）概念，认为平衡（equilibrium）是常态，但这尚未算是充分掌握健康的真谛，因为生命其实是"非平衡的有序稳态"；《中西医学差异与交融》，第十章；并可参见本书第七章）传统的中医学亦具有系统论洞见，但比较朴素，应可借现代"系统论"而更上一层楼。祝世讷认为，倘若能令中西医学交融，便可以产生"新的医学模式"。这种新的未来医学是"人医学"，不是"生物医学"。要迈向这样的未来，他主张"西医要从还原论转向系统论，中医要从朴素的系统论上升到现代系统论"，高度发达的系统论将是中西医统一的新医学模式的思想基础。（祝世讷，同上书，第177—179页）

我的看法是：中医学对现代医疗的可能贡献，固然不应止于"补足及另类医学"，但祈求设计出一种新的、平分秋色地结合的未来医学模式，在现实的医疗处境中恐怕只能落空。西医学在现代与可见的未来都是由实证科学（positivistic science）与创新科技（innovative technology）所推动的，它不会整体地思考"新的医学模式"。科学与科技的能量很大，不会腾出什么空间由中医推动根本的范式转移（paradigm shift）。现代西医学的思维有"系统论"的成分，传统中医学有朴素的系统论的洞悉，这都没有说错，但西医学不会采纳以阴阳五行经络脏腑学说为本的中医学说。

说到底，西医学向前的发展，并非以一种"整体主义"的思考形式进行，它不会有计划地建立一种富有革命理想的全新的医学模式。"人的医学"对西医不是陌生的字眼，"整全的医学"也不是，即使西医学要探讨更加整全的医治方式，也不会通过中医学的核心观念来变革自己。

在现代的学术世界里，中医学甚至并未有一个可与西医学真正对等交谈的平台。在概念上，"中西医学"当然可以平等而论，但在临床上和学术世界里，中医学远非人类医学的一半，即使在中国大陆也不是。

科学化的问题

中西医结合的问题常常被人从西医本位的观点简化。不少西医相信，中医学最终只能汇归西方医学，从而成为现代医学的一部分。要完全交融，中医学首先须自我解构。香港一位肾科专家陈文岩对此有言简意赅的论断。他慨然道："病不因人分黑白，岂能脏腑有中西？"进而断言："世界上没有两种医学。"（《信报》，2001年3月3日）

"世界上没有两种医学"，更准确地说，应是指"世界上，不可能有两种同时符合科学真理却又互相矛盾的医学"。人类的医疗文化尽管可以多元，科学真理却只能有一个。这样说时，西医早已占据了现代科学的高地优势。

这一本书动笔时，正值香港回归祖国的第五年。香港在1997年回归后，政府与学界起步发展中医药，春芽纷冒。在香港，发展中医药隐含了一丝"偿历史债"的意味。谢永光的《香港中医药史话》序言里，以"血泪"和"屈辱"形容香港中医药界近百年间走过的道路。（第20页）中医药在近代的发展道路多崎岖、少坦途，固不独以香港为然。即使在政治上的"好日子"里，也常带着危机感，医家与学者对中医的未来常是忧思不断。他们负着深沉的危机感，反复思量中医学在现代如何保存特色和主体性。

这种心情，香港的西医不容易领会。西医认为：现代西方医学的基础是科学，虽说是来自"西方"，但科学的传播却是无视历史与文化地域疆界的。西方医学在现代中国已不再是"舶来品"。在中国，宪法规定中医与西医的地位平等，但在现实中，西医的发展依然占着优势。当今中国大陆上的医师人数，西医比中医多出数倍，而西医病床亦占多数。现实地说，"西医学"岂非早已是中国的主流医学？

依此思路，西医认为，所谓中西医学相通的问题，根本上只是"中医科学化"的老问题。"中医是否科学？如果不是，它能否科学化？如果它算是一种朴素的'前科学'，它能否现代化？"

提出这些问题时，西医以为只是客观的理性探讨，中医却会视为敌意的质问。因着历史的颠簸和压抑，"中医科学化"在中医界不是一道纯学术的课题，甚至不仅仅是"中医往何处去"的发展策略问题，而更深深地被视为传统中医文化的存亡问题。

依我看，"中医科学化"是一个约束性的提法。以比较开放（open-ended）的探索观点看，中医学从传统进入现代，与西医学相遇交流，论争激荡，是既复杂且丰富的历史旅程，把问题简化为"中医科学化"是太平面化了；况且，正如在本书后半部分的论析，医学本身是怎样的一种"科学"，也是可以反思的。

中西医是"两种医学"还是"一种医学"？两者可否相通？中西医的立场看似互不兼容，各走极端，中间却有很多可以思辨的空间。要静心探索中西医学的道路，可能须首先放下西医的科学优越感和中医的历史心结。

历史与现代的省思

本书分四部分回顾及反思以上的问题。"历史篇"把中西医学放置在19世纪前的历史脉络中对照，追溯它们在现代医学的诞生前各自的发展；其次讲述在19世纪西医学东渐时，中医如何思考探索。"论争篇"析述从19世纪末至20世纪上半叶的中西医论争，与中医面对现代科学冲击时的挣扎。"医学篇"讨论中医学的几个核心学术主题现代化的问题，以及当中的困难与启示。"现代篇"探讨中医学"特色论"的意义和局限。中医学不但要面对快速发展的现代科学医学，更要面临严苛的循证医学的挑战，这是否不可解的困局？

在此书最后定稿阶段，我们正处于 21 世纪的第一场全新的瘟疫当中。"严重急性呼吸系统综合症"扩散至世界各大洲，中国大陆、香港与台湾地区的疫情尤为惨烈。（注："严重急性呼吸系统综合症"是 Severe Acute Respiratory Syndrome 的香港翻译，中国内地译作"严重急性呼吸道症候群"。）在《瘟疫里的省思》一文中，我们发现：中西医学相遇产生的张力、中医现代化的挑战、整合中西医的问题，并非历史兴趣或哲学思考而已。真实的课题就在当下。

这些课题值得各方共同努力探索。基本上，我并不以为新的人类医学可以通过一些高层次的宏伟理论催生出来；然而，我更不认为中西医学永远只能在各自的轨道独行。医学的智慧与洞见最终应是可以相通的。中西医的相通与整合，不应只是拼凑剪贴，更不能只是让病人看西医又兼吃点中药。会通中西医的智慧，需要灵活开放的对话平台，也需要对中医学在历史与现代的发展历程有一点省思。

目录

医学篇

现代篇

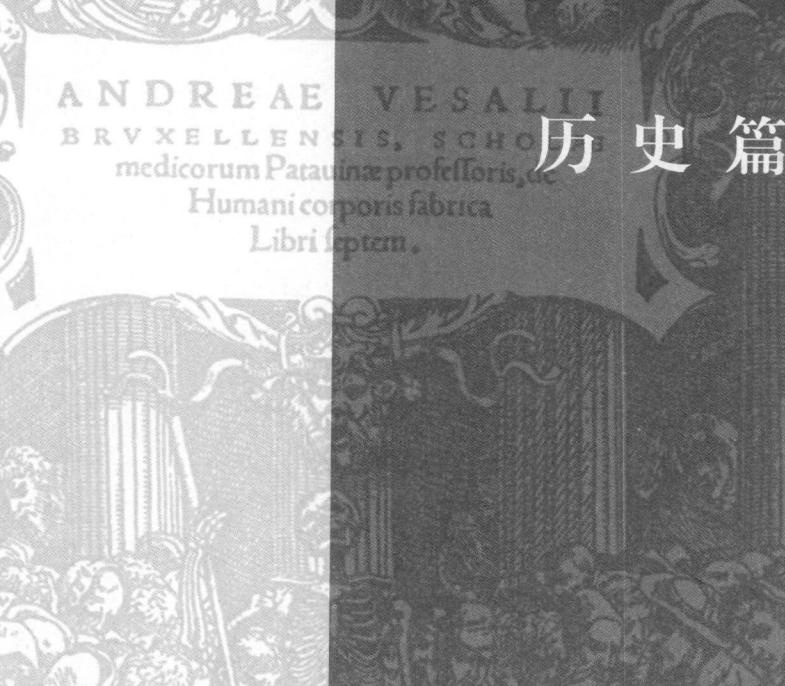

历史篇

1

19世纪前的西方医学

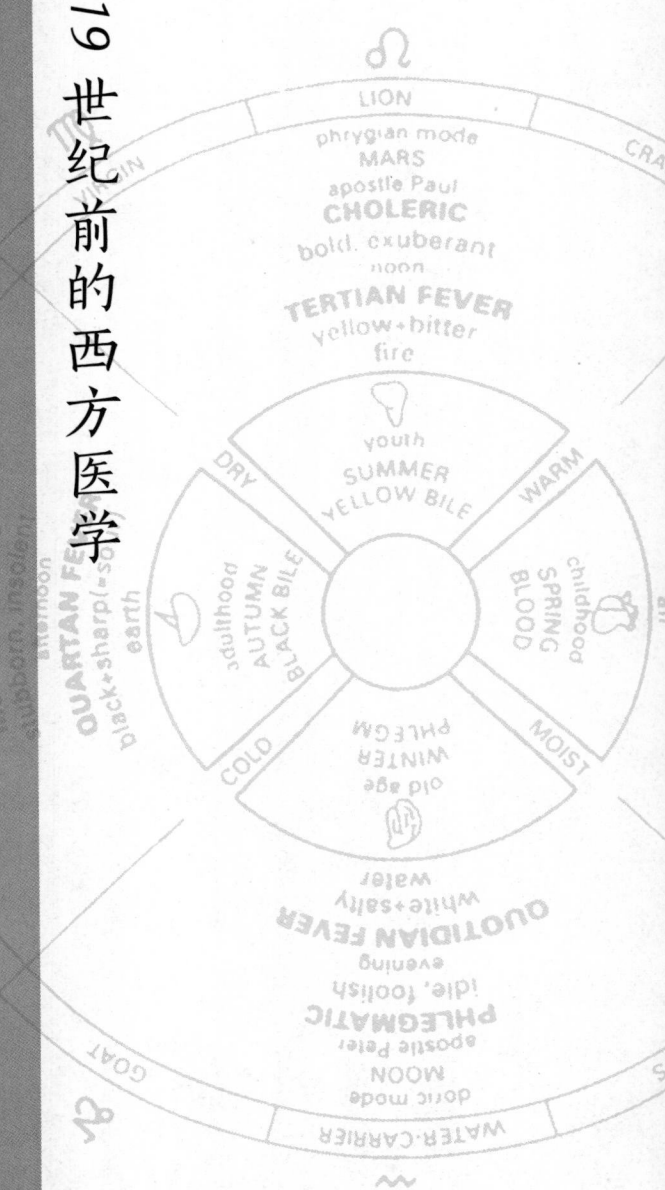

在历史上，中西医道各有本源，但并不完全相左。17 世纪之前，中西医学的一些发现与发明有共通性。在汉代，张仲景（约 142—210）已提及一种"木贼草本"（horsetail，即木贼麻黄，ephedra equisetina），用于治疗哮喘症，比西方使用麻黄（ephedrine）早了 1700 年。（*Timetables of Medicine*, p. 21）明代张介宾（1543—1640）根据当时的解剖知识和自己的推断，认为心脏的作用有如一个风箱，这与英国威廉·哈维（William Harvey，1578-1657）在 1628 年发表的惊世著作《心脏动作》几乎在同一年代。（李约瑟著、李彦译《中国古代科学》，第 104 页）预防天花的人痘术，在西方出现比中国晚，故不少学者认为很可能源自中国。

中西医学的历史殊途，关键在欧洲文艺复兴时期，西方自然科学飞跃，近世医学兴起，至 19 世纪发展为现代医学。中国没有本土的科学革命，但不是没有可观的成就。16 世纪李时珍（1518—1593）编著的《本草纲目》，便是百科全书式的药物经典，即使放置在世界的药物学历史里，也是极不平凡的学术成果。然而，在明清两朝五百年间，中医学并没有可与西方科学医学比拟的知识革新。清代"温病学说"局部挑战了张仲景的经典学说《伤寒论》，已属难得的发展。（廖育群《中国古代科学技术史纲·医学卷》，第 127—131、185—189 页）

本章和下一章将分述 19 世纪前中西医学各自的历史旅程，为以下讨论两者的相遇和为现代之路提供基础。为了方便论述，本书采用中西医学相互对照的方法。然而有一些学者指出，中西医的二分法其实是晚近至清末才被提出来的。（赵洪钧《近代中西医论争史》，第 75 页；李经纬《西学东渐与中国近代医学思潮》，第 95 页）医学史家保罗·昂斯丘尔德（Paul Unschuld）亦提出，中国的医学传统是多元的，未必适宜以统一的学说去理解。（P.Unschuld, *Medicine in China—a History of Ideas*, pp.1-2）因此，在论述中西医学的历史和现代进程时，我们要处处提防笼统和标签式的对比，诸如"中医学是整体观，西医学是还原论"等，以免因为简化而错过了里面重要的课题。

西方医学的源头

现代西方医学源头，可追溯到 16 至 17 世纪。文艺复兴时期比利时人安德烈亚斯·维萨留斯（Andreas Vesalius，1514–1564）的人体解剖学、17 世纪英人威廉·哈维（William Harvey，1578–1657）的人体血液循环生理学，是其中最鲜明的标志。然而在列举文艺复兴的科学成就以前，尚须再往上溯源，略述 2 世纪罗马时期的盖伦（Galen of Pergamum，131–201），以及之前古希腊的希波克拉底（Hippocrates of Cos，约公元前 460– 前 377）。

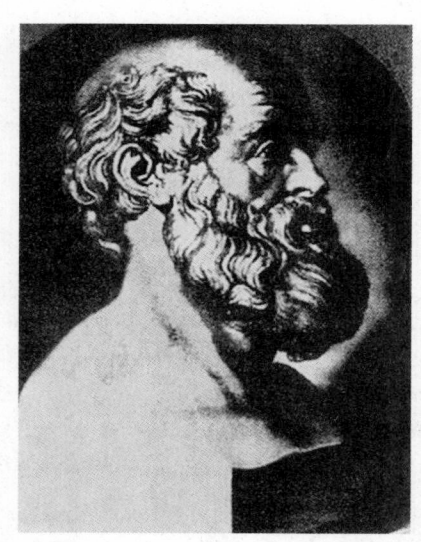

古希腊时期被誉为"西方医学之父"的希波克拉底，信奉温和的疗法，追求平衡，思维方式与中西医相通

希波克拉底是众所周知的"西方医学之父"，然而，就树立医学规模与学术研究方法的贡献而论，盖伦才是真正的西方医学的奠基者。关于希波克拉底，昂斯丘尔德开了一个玩笑：希氏的生卒年相当于中国战国时期，稍

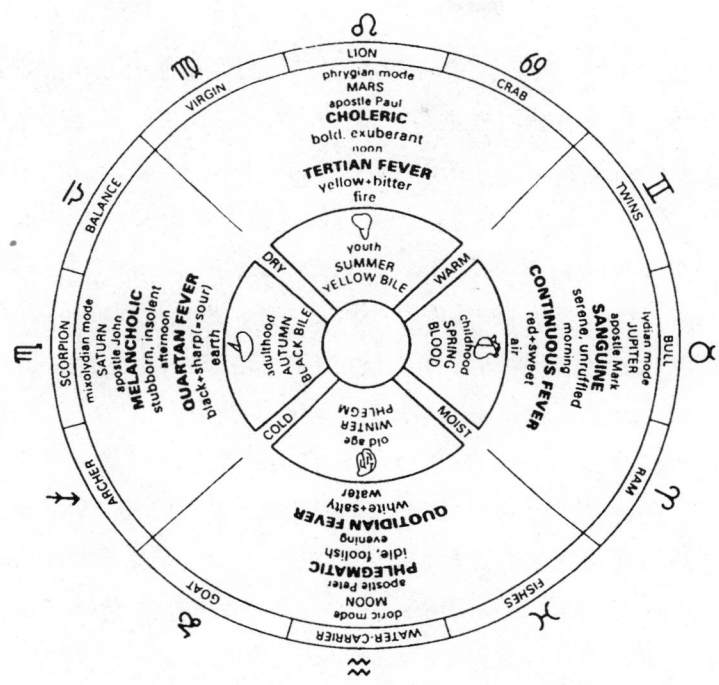

图为"火、水、空气、土"四元素理论，与中医的五行"金、木、水、火、土"有相通之处

先于中医学的奠基经典《黄帝内经》。[《黄帝内经》主要包含了西汉（公元前 206—公元 8）前后三百多年不同学派的医学论著。] 在《黄帝内经》里面，黄帝多番与"岐伯"谈论医道。昂斯丘尔德问："岐伯"的古代读音与 Hippocrates 的简名 Hippo 近似，如果岐伯就是希波克拉底，这岂不便是中西医切磋医术的最古老记载？（P. Unschuld, *Chinese Medicine*, p. 12）

这样的揣测只是趣谈，但希氏的学说与古代中医学确有不少共通之处。希氏的生理学以体液说（humour）为本，认为健康平衡状态是基于血液（blood）、黏液（phlegm）、黄胆汁（chole）和黑胆汁（melancholia）的内在调和平衡而取得的，失衡则得病。他认为生命之气 pneuma（或"灵气"）是由左心室与动脉装载及输送，血液

则"生于肝",进入右心室后得到温煦,再经静脉分布全身。血、气两个观念在中医学同样重要。希氏的医学,重点在描述疾病的自然进程(natural course)和预测后果(prognostication),他信奉温和的治疗方法,以助身心自愈。他又把四种体液与"火、水、空气、土"万物四元素的哲学思想相结合,在治疗上追求"燥、湿、寒、热"的平衡,其思维方式与中医学的相通之处,恐怕比现代西医学更多。

从古希腊到罗马早期,医学的中心都在埃及的亚历山大城(Alexandria)。这里是希腊与埃及文明的交会点,各种医学派别勃兴,其中的经验学派(Empiricist)反对自圆其说又奔放矛盾的希氏思辨医学,坚持以谦虚的观察与经验为诊治之本。重视经验,反对思辨的思想与现代医学有点相似,不同处在于经验学派满足于朴素的观察,不追问病因,也反对解剖。(杜聪明《中国医学史略》,第29页)此外,著名的医家阿司克彼亚得(Asclepiades,公元前120-前70)也毫不留情地批评希氏的"四元素"和"体液学说"是空想,并讥讽希氏的"气""血"理论(vitalism)是不符自然的目的论(teleology)的。阿司克彼亚得信奉机械的生物观,提出"原子在体内运动"的假说,以机械原理去解释生理现象。他认为,希氏的医学建基于思辨哲学,太多玄想,并不可取。(杜聪明,同上书,第34—36页)在罗马时期的医家当中,塞尔萨斯(Celsus,约14-37)是渊博的百科全书式学者,他并不行医,但能以医学思想史家的洞见结合古希腊、罗马、埃及各医家之长,判断有价值的临床知识何在。(Arturo Castiglioni 著,程之范译《医学史》,第160—200页)他通晓哲学但不空谈玄想,也不人云亦云。他优秀的医学眼光包括最先确定发炎的四项特征[热(calor)、红(rubor)、痛(dolor)、肿(tumor)],以及强调外科手术必须严防失血。(Lois N.Magner, *A History of Medicine*, pp.85-86)塞尔萨斯著有普及医学全书《论医学》(*Dere Medicina*),但该书在中世纪已失传,至文艺复兴时期才在佛罗伦萨被重新发现并印行于世。

盖伦的医学王国

　　在中世纪以至文艺复兴前期，盖伦医学有近乎定于一尊的权威。盖伦是希腊、罗马医学的集大成者，又是后世西方医学的宗师。他的医学著作数量庞大，覆盖全面。解剖学、生理学、胚胎学这些现代医学学科的清晰划分，大都由他确立。盖伦在 21 岁以前已出版子宫解剖等专著。他不但解剖动物，更重要的是开创生理学实验，令西方医学步上精确的科学之路。现在看来他的医学有正有误，但无论正确抑或谬误，都同样主导了往下一千多年的医家思维，影响后世医学极大。

　　盖伦是一个自负且朋友不多的奇才，但他对希氏是尊崇的。也许因着他的推崇，后代学者把希氏尊称为西方医学之父，便是自然不过的事。（Lois N.Magner, *A History of Medicine*，p.93）虽然解剖学的学科是由盖伦首创的，但他

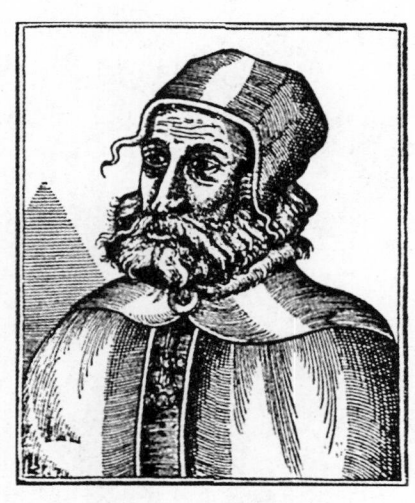

公元 2 世纪罗马时期的盖伦是希腊、罗马医学的集大成者，也是解剖学科的首创人

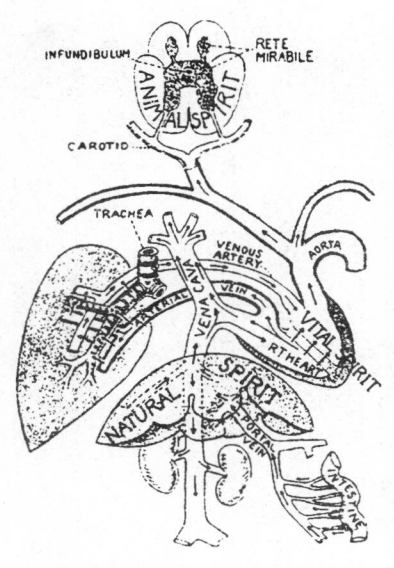

虽然盖伦解剖的只是动物尸体，但他的知识已超越了有直接解剖人体经验的古代希腊医学家。图为 1946 年由医学史家查尔斯·辛格（Charles Singer）演绎的盖伦解剖

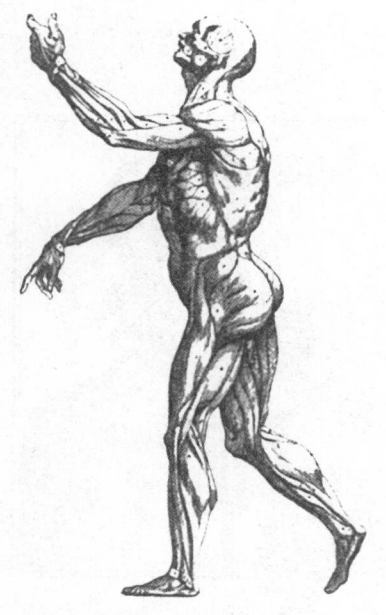

《人体的构造》中有关人的肌肉结构图

却不是第一个擅长解剖的医学家。与他同期甚至上至古希腊的医学家中，也有从事解剖研究的，但盖伦却是以一种宗教式的虔敬精神操刀的。他说：杀牲祭神、焚香燃烛，这些都不能等同于敬仰上帝，在解剖中，一层一层剖视上帝造物的奥妙，才会真正心生敬畏。以宗教情怀贯注到医学知识中，与现代科学家从物理与数学世界窥见宗教天地的庄严美感，不谋而合。

由于罗马时期信奉天主教，禁止解剖人体，因此盖伦解剖的并非人体，只是其他动物的尸体。难得的是，在备受限制的情况下，他的知识竟然超越了有直接解剖人体经验的古代希腊医学家。在盖伦医学中，解剖只是生理学研究的起点。他质疑希氏以来大部分医家主张的"动脉载气（pneuma）、静脉载血"的理论，该理论的由来，显然是因为解剖时动脉已经失血，故看似中空。盖伦做的实验非常简单干脆，他结扎动脉两端，从中间放出鲜血来，以证明动脉并不是空的，这

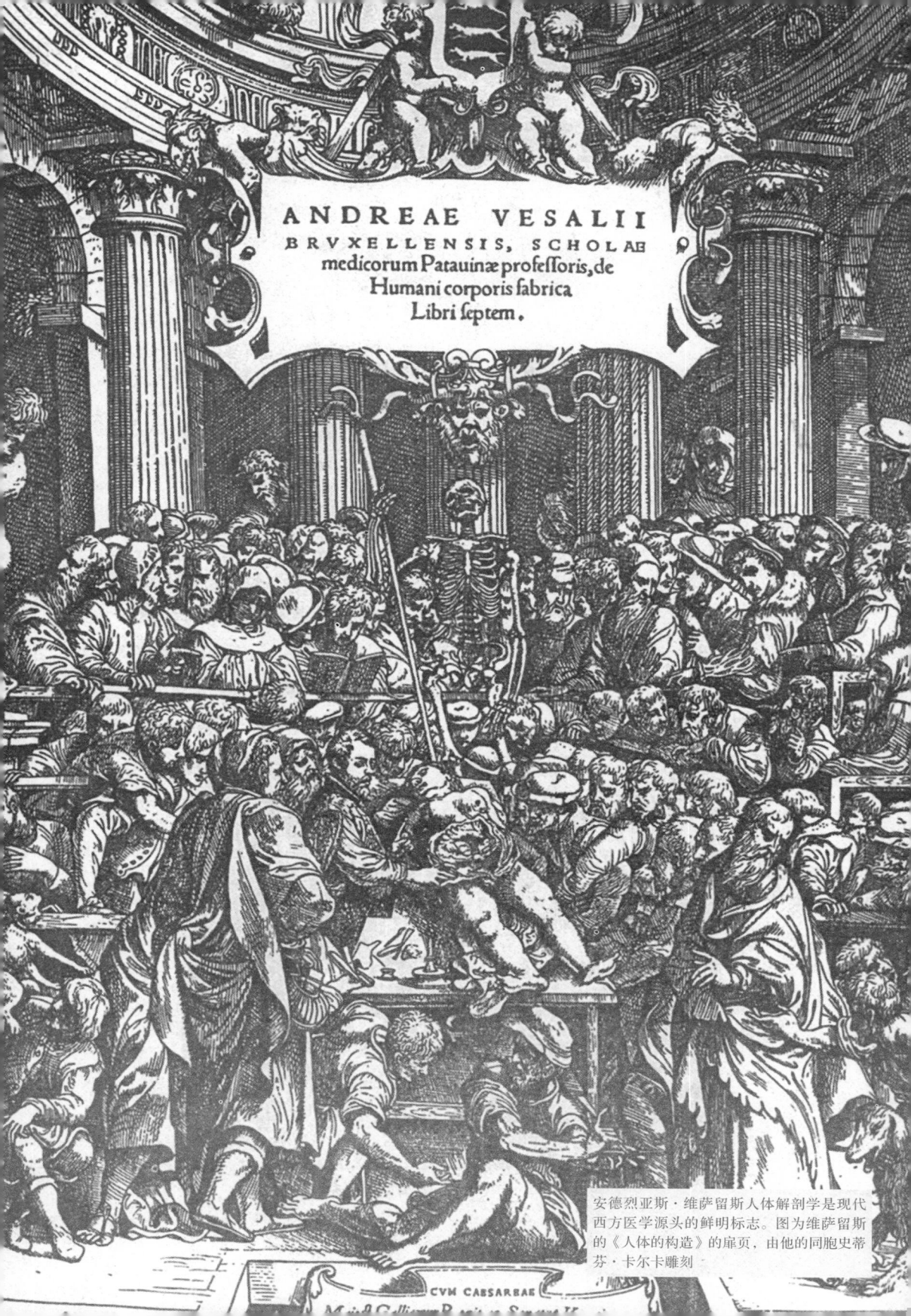

ANDREAE VESALII
BRVXELLENSIS, SCHOLAE
medicorum Patauinæ profefforis, de
Humani corporis fabrica
Libri feptem.

CVM CAESAREAE

安德烈亚斯·维萨留斯人体解剖学是现代西方医学源头的鲜明标志。图为维萨留斯的《人体的构造》的扉页，由他的同胞史蒂芬·卡尔卡雕刻

是实验生理学的典范。

　　盖伦自觉地继承了希氏的体液学说和"燥、湿、寒、热"思维，例如使用"寒"药对抗"热"病，治"寒"病则用"热"药。表面看来还是希氏医学追求平衡的思路，但在治疗上，盖伦远比希氏进取（或激进）。希氏流传至今的第一治则是"毋伤害"原则（First, do no harm），主张微调病人整体的生理平衡，充分信任身体的自愈机能。盖伦使用的盖氏药方（Galenicals）多为复方，每剂药常由20多种药组成，用药力度很大。（Lois N. Magner, *A History of Medicine*，p.71）

　　临床上，盖伦也承继了希腊医学家的静脉放血术（phlebotomy），而且发展为一种体系繁复、几乎无病不用的疗法，他的信徒更是滥用放血术数百年之久。

　　盖伦医学的错误部分，到文艺复兴时期终于被矫正过来，这与文艺复兴的时代精神有关，即理性批判、实验精神、不信权威。杜聪明认为，盖伦医学的"霸权"，是由维萨留斯和帕拉塞尔萨斯两个革新

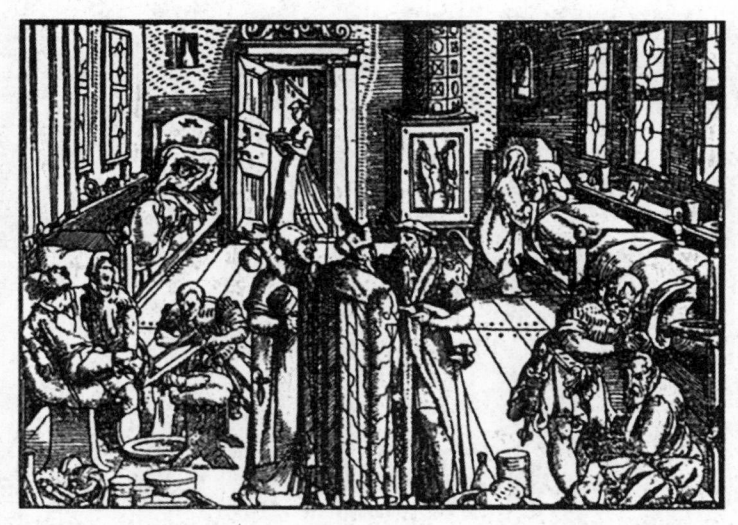

帕拉塞尔萨斯的《外科论著》中的插图，图左显示的是截肢手术，图右是头部手术

的人物覆灭的。其中，维萨留斯在 28 岁时发表的《人体解剖学》（*De Humani Corporis Fabrica*）和《人体解剖学纲要》（*Suorum de Fabrica Corpris Humani Librorum Epitome*）不单为盖伦的解剖学画上句号，更从最根本处拔起了千多年的盖氏医学的权威。（杜聪明《中国医学史略》，第 85 页）

　　瑞士人帕拉塞尔萨斯（Paracelsus，约 1493–1541）是一个博学而具原创精神的药物学家和化学家，被后世奉为"药物学之父"。他的性情热烈狂傲，与维萨留斯从事解剖生理研究的学者式专注大不相同。帕拉塞尔萨斯曾公开焚烧盖伦和其他古代医学家的著作，以示与传统决裂。他更破天荒地放弃以传统拉丁文写作，改用通行的德语，以令知识广泛流传。这项冲破传统网罗的抉择，几乎可以说是"一个人的白话文革命"。

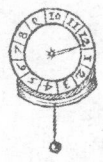

科学迸发的纪元

十六七世纪是自然科学迸发的纪元。维萨留斯的《人体解剖学》与哥白尼（Copernicus）震撼时代的"日心"天体学说（"地动说"）同在 1543 年发表，这两种新论埋葬了旧说，各自开启了科学的新纪元，并产生深远的影响。1665 年，牛顿宣布万有引力的发现。从 1543—1665 年这一百多年，天文、物理的新说多不胜数，其中伽利

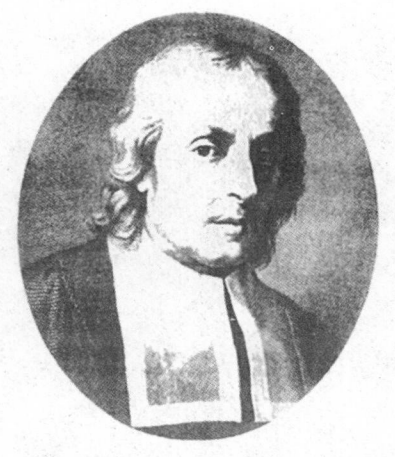

17 世纪的意大利医学家马尔皮基是首位把显微镜引入生物学与医学解剖的人

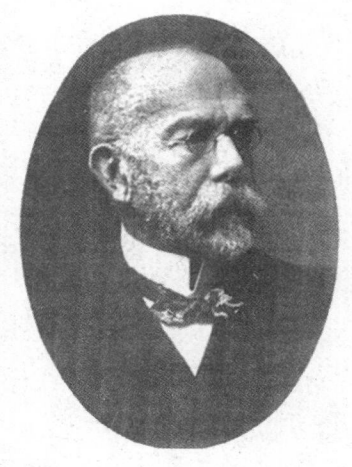

16 世纪的比利时人安德烈亚斯·维萨留斯的出现，标志着盖伦学派的终结

略（Galileo Galilei，1564–1642）研究
地心吸力、发明天文望远镜更是明显
的里程碑。

伽利略不是医学家，但他的精准
发明为西方医学开辟了全新的研究视
野。他在1610年设计出第一部可应用
于研究的显微镜。意大利医学家马尔
切洛·马尔皮基（Marcello Malpighi，
1628–1694）把显微镜引入生物学与
医学解剖，观察了鸡胚胎的成形和肾
脏内的小球组织。显微镜的应用，把
医学的基础从人体解剖移往细胞微观
生理与病理的层次，18世纪病理学由
此起飞。（杜聪明《中国医学史略》，第149页）

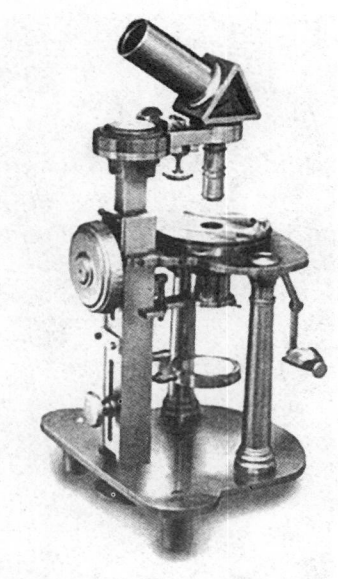

显微镜在19世纪初开始应用于临床
医学与病理学观察。图为1845年前
后制造的巴西尼复式显微镜（Pacini
compound microscope）

19世纪，雅各布·亨勒（Jacob Henle，
1809–1885）是显微镜应用于临床医学的最重要人物。在肾脏的微观
解剖学中，马尔皮基小体（Malpighian body）与亨勒氏环（Loop of
Henle）分别以这两位医家命名。（E.H.Ackerknecht 著、戴荣钤译《医学史概论》，
第77页）

西方医学的学术重镇在19世纪从文艺复兴的意大利扩散至其
他欧洲国家，法国与德国是现代医学的中心，尤其是在实验研究
方面的成就显赫。法国人路易丝·巴斯德（Louis Pasteur，1822–
1895）以极大的魄力研究细菌学和防疫接种；在德国，罗伯特·科
赫（Robert Koch，1843–1910）（他是巴斯德与亨勒的学生，同上）奠定了细
菌学的标准，包括标本固定法、染色法、显微镜摄影法和细菌作为
病原体的准则界定。［即科赫的条件（Koch's postulates），见本书末章讨论］科赫
的同胞鲁道夫·微耳和（Rudolf Virchow，1821–1902）是细胞生理

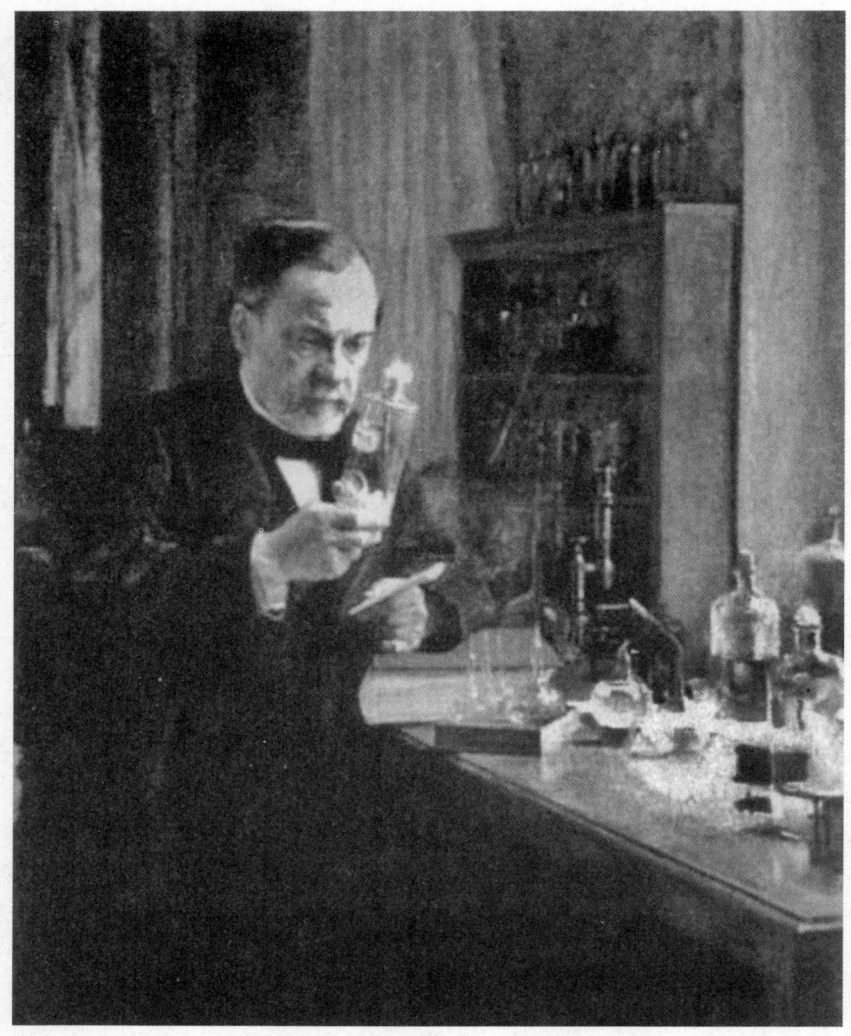

首位明确提出细胞是人体基本构成单元的德国科学家鲁道夫·微耳和

学与细胞病理学的集大成者。他是首位明确提出细胞（cell）是人体构成的基本单位的科学家，他确信生理和病变的根本都系于细胞的机能，并必有相应的形态变化可供观察。（杜聪明《中国医学史略》，第140页）在临床医学方面，都柏林、维也纳、伦敦也是蓬勃的医学中心。

　　微生物学与传染病的研究为19世纪公共卫生的改善铺下了知识的基石。当中西医学在19世纪末叶相遇时，中医遇到的挑战首先便是在这个范围（本书第三章将会论及）。

　　显微镜与化学方法开辟了西方医学（细菌学、细胞病理学）的视野，这里面有双重的划时代讯息。一是，从此西方医学步上了"微观"研究的不归路，而且迅即在20世纪进入分子生物学与遗传基因研究的世界。二是，显示了西方医学研究与其他学科的新知识结合所迸发的巨大前进能量。在这两点上，本书的下半部分还需重拾讨论。下一章，我们先浏览中医学在19世纪以前的一些轨迹与坐标。

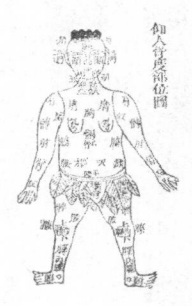

19世纪前中国医学的脉络

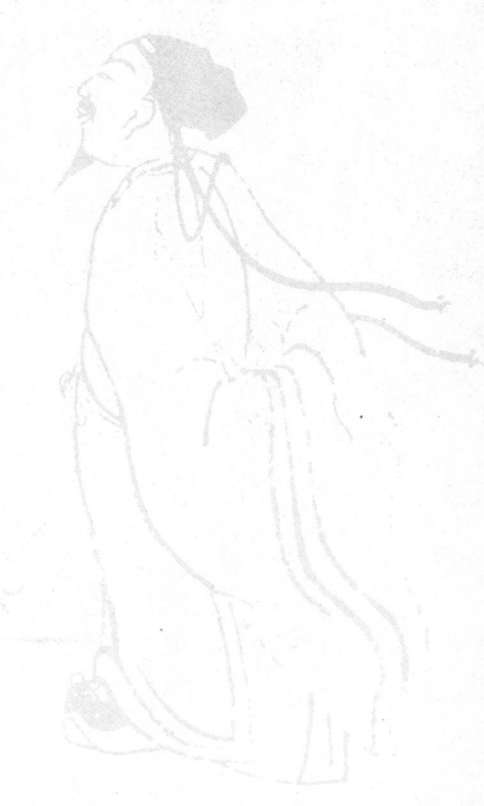

西方医学发展的主流，如上章所见，是逐步剥落古典医学的哲学思辨部分，转而以"实证精神"（positivism）及"实验精神"（experimentalism）为本的科学方法，建立现代医学。它追求的是客观证据严谨的逻辑，信服的是精密的方法（参见本书第十二章）。

中医学从《黄帝内经》（以下简称《内经》）至今，一直不曾放弃思辨哲学与临床医学的双线并行。中医学的传统，却也并不如一些人所想象那样，只是《内经》《伤寒》等古老典籍、一套阴阳五行哲学和数千年民间验方而已。中医的临床医学这一条线，着重大量实践经验与诊治心得的总结，包括病症的分类描述、对病情症候的观察、药物应用和组方治则的搜集与研究等等；思辨的一条线则糅合医学推理与哲学思维，成为中医学的理论基础，《内经》含有"天人合一""五行相应""五运六气"等思想，金、元、明三朝有"相火论"与"命门"学说讨论不绝，还有近年复兴的"医、易同源"学说，都属于这一条线。（赵璞珊《中国古代医学》，第 189 页）

中医学以《内经》《难经》《神农本草经》为经典，外加张仲景的《伤寒杂病论》（以下简称《伤寒论》），为古典医学的根源。这当中，《内经》是经典中之经典，地位崇高，后代注释发挥者多，严谨批判者少。

思辨哲学与临床医学的糅合

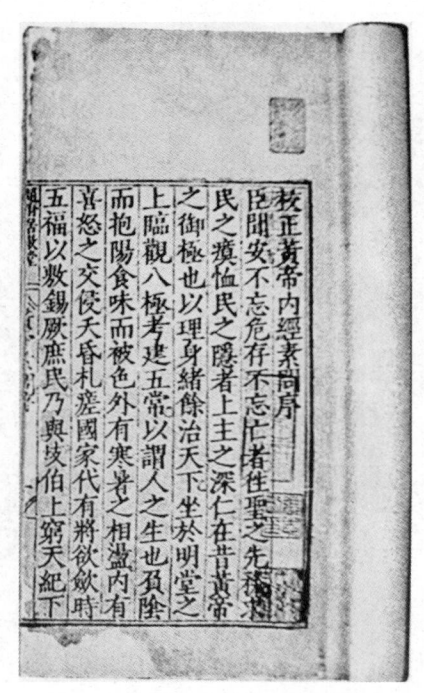

明嘉靖年间赵府居敬堂刊本《黄帝内经素问》
十二卷，遗篇一卷，原与《灵枢》合刻。这是
传世的善本医书

《内经》是战国到秦汉数百年间集合的医学著作，由《灵枢》《素问》各 81 卷组成。简单地说，《素问》是中医五行与脏腑学说的源头；《灵枢》论述经络与腧穴的概念，以及多种杂病的行针之法，是为中医针灸学的理论雏形。《内经》假托黄帝之名成书，并非偶然。至少在战国前期，源自商代的"天人合一"神秘感应思想，已逐渐形成为"黄帝之学"，特点是以"天道"作为思想的依据，范围包括道德伦理、天象、历算、星占、望气、地理、兵法、医方、养气、神仙之类；而以阴阳、四时、五行作为"天、地、人"的共同

法则，《吕氏春秋》中便有不少天地万物"同类""同声""同气"感应的说法（卷十三·应同篇）。（葛兆光《中国思想史卷一·七世纪前中国的知识、思想与信仰世界》）

虽然《内经》与星占术、望气术之类同属有神秘感应色彩的"黄帝之学"，但作为医经，它的贡献却在于把阴阳、四时、五行的思想结合临床经验，令这些学说"非神秘化"。与一些西医的想象相反，《内经》并非只有玄之又玄的五行哲学，例如《素问》第十五至二十一篇论述脉诊、色诊、问诊、死亡征兆；第三十一至四十八篇描述各种病类如疟病、厥病、腹中病、痹病等。这些篇章几乎完全没有思辨色彩。（人民健康网《黄帝内经》，http://www.wsjk.com.cn）

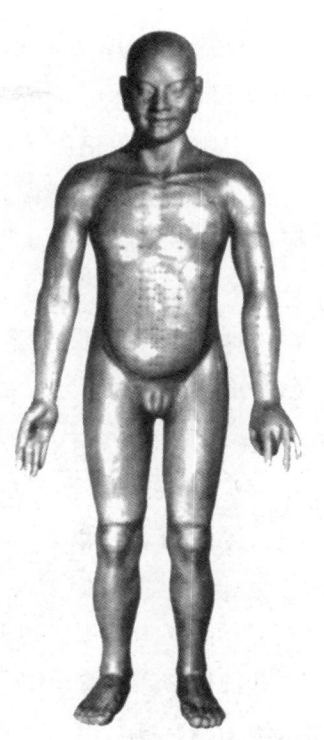

北宋天圣铜人复原像

在中医学史上，《内经》的地位崇高，主要是由于它为后世提供了理论的框架。临床的病状描述很快便被后人更精细的观察超越，但理论部分却可以让后人批注、发挥，甚或重新诠释与扩充，不会轻易被根本否定。但即使是理论，也并不一定是玄虚的思辨，例如《素问·调经论》说"阳虚则外寒，阴虚则内热"，在临床是实有所指的。

一般的说法是：《内经》建立了中医学的阴阳五行脏腑经络等基础理论；张仲景的《伤寒论》则确立中医学的"辨证施治"基本思维方式。（史兰华《中国传统医学史》，第50页）《内经》之后，后世医家即使有很大贡献，他们的著作也不会被尊称为"经"，最多只能是"论"，即使是《伤寒论》这样重要的经典，也不能上升到与《内经》平起平坐的最高地位。后世医家只可以建立"家""派"（如金元四大家、清代的温病学派），而不能成为宗师。

中国医学史里面，后来者是否真的不可以逾越古人？笔者以为起码在两个范围——本草药物学和针灸学——古代经典的崇高地位似乎并非绝对的。例如，《神农本草经》固然是古代经典，但明朝李时珍（1518—1593）的《本草纲目》在今天看来更是无可异议的本草经典。另一方面，虽然《内经》载有针灸学的经络腧穴理论雏形，但后出的皇甫谧（215—282）的《针灸甲乙经》才是具实质意义的针灸学经典；而宋代王惟一奉敕命撰作的《铜人腧穴针灸图经》，并铸铜人以供教学考试，亦应视为经典。

除主流著作以外，亦可注意民间医术经验的巨大潜能。明代"人痘接种术"是重要的医术，它来自民间，与《内经》等古典传统无关；而草本药物的知识，亦多从经验实践而来，并不一定依附阴阳五行哲学。例如晋代道士葛洪（约 3—4 世纪）的《肘后卒救方》，以常山治疟疾、麻黄治哮喘，也没有依照《内经》的思维。（赵璞珊《中国古代医学》，第 70 页）以验方为主的医学，在中国医学史上地位常被低贬，甚至葛洪的名字都不列入正统的中医学史著作。（参见甄志亚、傅维康编《中国医学史》与许健鹏、李国清编《中国古代名医点评》）

张仲景、巢元方、王冰

　　《内经》在中医学的崇高地位，或者可以比拟西方医学史的希波克拉底。在前一章我们已经见到，希氏的崇高地位在相当程度上是"虚"的。盖伦才是树立西方医学规模与学术思维的真正奠基者。在中医学史也有相似的现象。《内经》被极度尊崇，但若论对临床医学的贡献，张仲景的《伤寒论》才堪与盖伦医学的影响相媲美。

　　张仲景的《伤寒论》分为"伤寒"与"杂病"两部分，其成书过程有一段独特的、经受时间考验的历史。书在东汉写成，但迟至唐代，也只有其中的《伤寒论》部分被孙思邈《千金翼方》收列为方书，而且并无特殊尊崇地位。直到宋代，官方的医书局才将它整理刊行，并由成无己逐条注释，《伤寒论》至此才"从论上升为

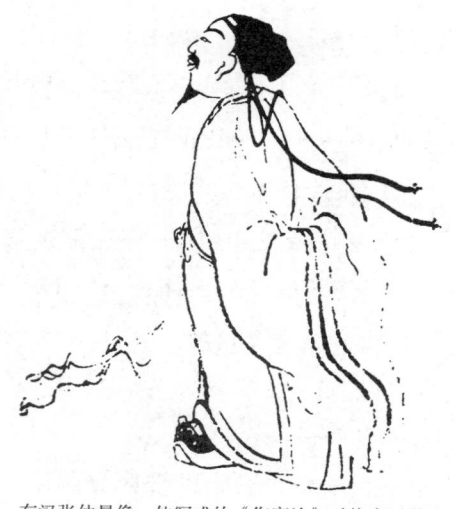

东汉张仲景像。他写成的《伤寒论》对临床医学的贡献可能比《内经》更大，堪与盖伦医学媲美

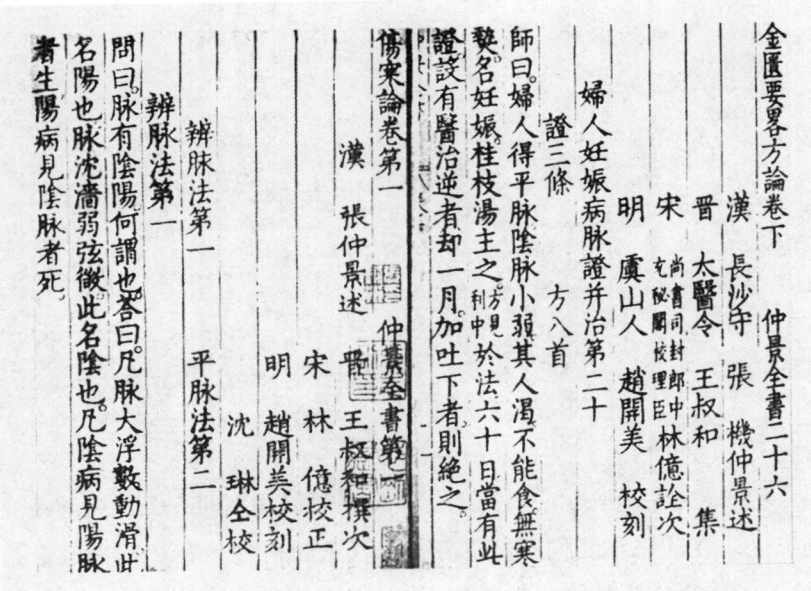

《伤寒论》直到宋代官方的医书局整理刊行，才"从论上升为经"。
其中"杂病"部分亦独立刊行，称为《金匮要略方论》

经"。（廖育群《中国古代科学技术史纲·医学卷》，第183页）《伤寒论》的焦点在于描述病状、分辨伤寒病的各阶段"脉证"、界定药方的应用和用药方背后的法则，里面的112种药方之中，以桂枝汤最为人们所熟悉。

《伤寒论》的"杂病"部分，是在北宋时经由林亿等校定为《金匮要略方论》，后简称《金匮要略》。说是"杂病"，却包罗了除外感伤寒以外的人体各系统的多种病症，单是内科病就有40多种，药方更有262种，如大柴胡汤、酸枣仁汤等，很多直至今天仍然有效，且被尊称为"经方"（《中国医学百科全书·中医学（上）》，第198、206页）。

张仲景的临床思维区分阴阳、寒热、表里、虚实，而且严谨地诊察病证表现，相应调整组方。这种思维方式确立了自汉代起以下 1800 年中医临床的基本原则，后世称为"辨证施治"或"辨证论治"；"阴阳、寒热、表里、虚实"称为"八纲"。就临床诊治而言，《伤寒杂病论》所载的医理与治法比《内经》更有价值。

　　《伤寒论》与《内经》代表了古代中医学著作两类颇为迥异的风格，前者严守临床论述，后者流动而富于灵感，富文学性和哲学性。像《伤寒论》这一类注重实践，不随意思辨发挥的著作，在传统中医学史上是少数；像《内经》那种糅合哲学与临床思维的形式则是主流。隋代太医巢元方约在 610 年编撰《诸病源候论》，承继了张仲景《伤寒论》的严谨临床风格，而且更进一步舍弃阴阳五行一套思维方式。有科学技术史学者赞扬《诸病源候论》"不拘守阴阳五行框架"，是当时"对中国医学发展所作的理论总结"，（席泽宗主编《中国科学技术史·科学思想卷》，第 308 页）这说对了一半。巢元方确是不拘守传统哲学框架，但《诸病源候论》的贡献不在理论，而在对

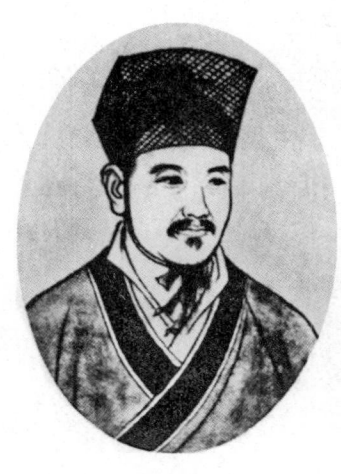

隋代太医巢元方承继了张仲景的
严谨临床风格

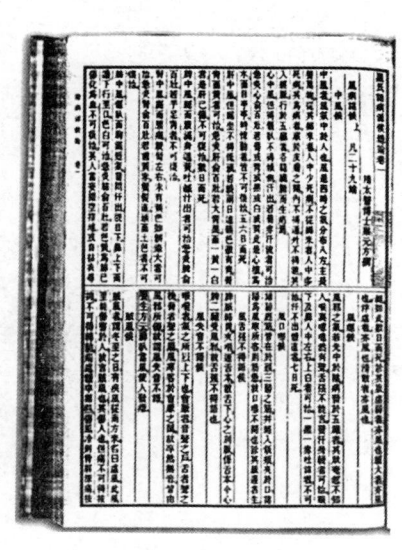

巢元方的《诸病源候论》对病症严格分类诊断，
具体而微地描述了 1739 种疾病和症候

病症的严格描述、分类诊断。全书 50 卷，具体而微地描述了 1739 种疾病和症候，（甄志亚、傅维康编《中国医学史》，第 55 页）包括脚气病、消渴（糖尿）病、天花、痢疾、霍乱、黄疸、水肿、中风等；妇人杂病包括月经不调、白带、妊娠恶阻、难产、产后恶露等，建立了完整的妇科症分类规模。在每种病或症之下，多列出症状观察、预后（prognosis）和病因推断。例如消渴："渴不止，小便多是也""其病多痈疽"；麻风："觉皮肤不仁""眉睫堕落""鼻柱崩倒"。（甄志亚、傅维康编，同上书，第 56 页）这些细心客观的描述，奠定了中医学的病症分类的基础。

隋唐时，学者注释《内经》形成高潮，其中，唐代王冰编著《增广补注黄帝内经素问》，影响最大。王冰是太仆令，他自称得到《内经·素问》的佚书，包括天元纪大论、五运行论等七篇，全部补入《素问》本文。一般相信，这七篇"大论"，内容多有他个人撰述的成分，并非《内经》原文。无论如何，他成功地把比较虚玄、抽象的"五运六气"理论混入《内经》，更加强了《内经》的哲学与医理不分的性格。

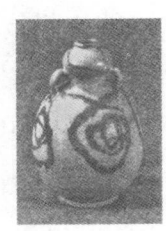

Jin and Yuan Dynasties
the era of diversity

金元时期的百花竞放

在主流中医学著作中，临床经验和哲学理论多相互糅杂，这在 12 至 13 世纪"金元四大家"的学说中至为显见。"金元四大家"的学说特别富有个人色彩，反映了一个新的医学时期的特色。刘完素（1120—1200）认为"火热"是当时流行病的病因，主张"降

北宋为了革除伪滥药，设立官家的"熟药所"，方便民众，但标准药方的滥用亦被金元医家批评

火";张从正（1156—1228）提倡"先攻邪后治虚"，使用"汗（发汗）、吐（催呕吐）、下（泻）"等较烈性的治法；李杲（1180—1251）提倡"脾胃论"，以"补中益气"为上；朱震亨（1281—1358）提倡"滋阴降火"，认为"阳常有余、阴（血）常不足"。（赵璞珊《中国古代医学》，第151—160页）

乍看理论，似乎只是各人的主观意见，其实不然。他们的心得，还是由临床观察开始的。例如刘完素针对北宋以来医家滥用辛温刚燥的药方，令病者受害，因此提出治理火热，多用如知母、甘草等微凉甘寒药和黄连解毒汤等清热药方。

也许在此须一提北宋的医疗制度，以助读者理解"金元四大家"针对的是什么问题。在中医药史中，北宋是颇为独特的朝代。这时期没有显赫的大医家的著作，但中央政府设立"熟药所"，依照官家的标准药方制成丸散，公开发售；病人不用见医师，各自根据自己的症状购买自服。（朱邦贤《中国医学三百题》，第506页）在官家的标准药方当中，最具影响的是由陈师文等奉诏编成的《和剂局方》，其中不少是桂枝麻黄汤之类的温燥药。在金代初年，温热疫病流行，乱用温燥药方当然有害。因此刘完素痛斥庸医"以火益火"。（廖育群《岐黄医道》，第224页）

李杲的学说注重滋补脾胃，也是针对时弊的。在《内外伤辨》书中，他记述当时汴京在战事中被围困半个月，疫症病发率高，都门每日送出的死者有一两千之多，历时近三个月。病者多有腹痛，便秘及腹泻，病程半至一个月，病人多身亡，死时发黄疸。医学史家马伯英据李杲的描写推断，这次疫症病发率和死亡率都很高，病状符合现代的肠伤寒（typhoid fever）。（马伯英《中国医学文化史》，第591页）当时流行用苦寒药催泻，但战乱中的病人，多营养不良，受不住催泻的苦寒药。李杲的《脾胃论》是针对这些误治。李杲年少时母亲患病，家中厚礼请来的医师各执己见，至母亲死，还不知患的是什

么病。他特别痛恨空谈医理的大夫，故《脾胃论》均有所指，并非随意的学说。（廖育群《岐黄医道》，第212页）

张从正与刘完素一样，反对使用标准"局方"，认为"以古方治新病，甚不相宜"。（刘星《中医各家学说》，第80页）在四大家之中，他对药物的特性有深入细致的研究。他的著作《中脏经》制定五脏疾病的虚实证与寒热证的药式，偏重实战，沿用至现代。在金元四大家中，张从正的医学对后世的直接影响最大。（甄志亚、傅维康编《中国医学史》，第92—93页）

朱震亨是刘完素的再传弟子，但他并不囿限于刘完素"降火"的法则，多采集其他金元名家的医术。他学生众多，著作丰富，其学术由日人田代三喜带回日本，故在京都一带有"丹溪之学"（朱震亨，字丹溪）。（廖育群，同上书，第224页）

金元时期的医家当然不只这四位。论医学，在"金元四大家"之外的张元素（1151—1234）的临床洞见更具开创性和恒久价值，他正是李杲的老师。张元素强调依脏腑病机诊治，是今天"脏腑辨证"的基础。他区分药物气味与升降浮沉的药性，成为中药学的重要分类范畴。在其著作《珍珠囊》里，他又指出味道相同的药，对五脏病症有不同的补泻作用，发明"药物归经"的理论，沿用至今。（刘星《中医各家学说》，第77—83页）

温病学说革新古典

　　"金元四大家"的美称，最初是经由明代文人宋濂推崇而树立的。（赵璞珊《中国古代医学》，第152页）宋濂过分突出四大家，忽略了如上述张元素等重要的其他医家，而且由于偏重于各家的独特性格，反而惹起疑问：他们的医论，只代表个人主见吗？在医学上客观而久远的贡献到底是什么？李良松在《中国传统文化与医学》书中便严厉批评道，宋代以后的中医学"只是停留在对宏观理论上某些焦点进行阐释发挥，或发表个人的某些见解，大名鼎鼎的金元四大家也只不过如此而已"。（李良松、郭洪涛《中国传统文化与医学》，第27页）批评虽然稍为苛刻，也不是没有道理。

　　然而，金元医家开启了一种批判时俗成规和敢于创见的风气，这在尊经崇古的中医学传统，却又是可贵的。这种批判与创见的意识在明清时期依然不辍，甚至连地位崇高的《伤寒论》也不能免受质疑。从金元至明末，江浙地区发生温

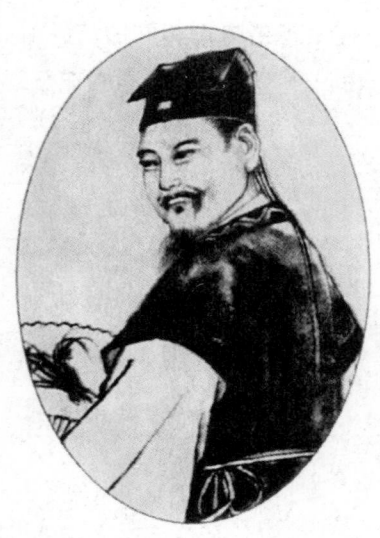

明代吴又可承继金元医家敢于批判成规及
自行创新的精神

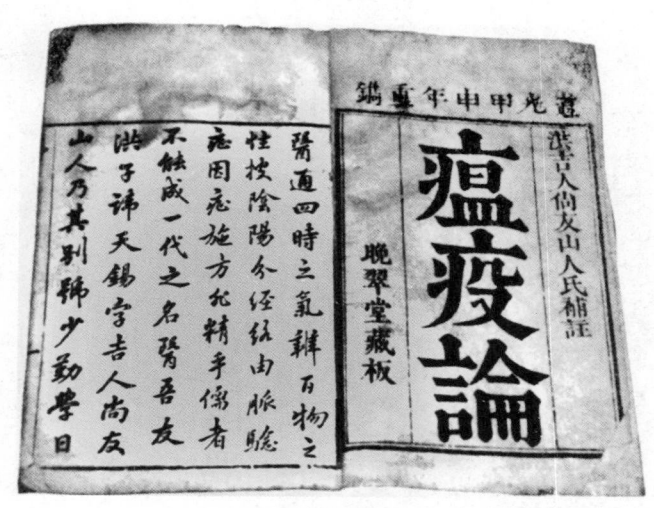

吴又可的《瘟疫论》不拘泥古说，谴责时下医者误把温病与张仲景的伤寒病混淆

病疫症 19 次，1641 年更传播至山东、河北。吴又可（1582—1652）在 1642 年写成的《瘟疫论》里强烈谴责时下医者"误以伤寒之法治之，未尝见其不殆也"。在自序中，吴又可提出：瘟疫的病因，不是"风、寒、暑、湿"，而应是另有传染性极高的"异气""戾气"，断定此病必是从口鼻而入，人与人相感染。这是看似简单的流行病观察，但摆脱"风、寒、暑、湿"的传统观念的框框，如实认识眼前的疫症，并不容易。（甄志亚、傅维康编《中国医学史》，第112—113页）

　　吴又可之后，叶天士（约 1666—1745）、吴瑭（吴鞠通，1758—1836）等医家继续探索温病的诊治，蔚成新学。叶天士的《温热论》以"卫、气、营、血"四阶段描述温病进程，成为对温病辨证的基础。吴鞠通的《温热条辨》则载有治温病各阶段的新创方剂。现代医家邓铁涛特别推许中医温病学在临床上的实质贡献，尤其是吴鞠通的《温热条辨》。他介绍了在 1970 年至 1990 年现代中医对吴鞠通的医学有深入研究，尤其可注意的是以温病辨证原则治疗出血热（haemorrhagic fever），疗效优于西医组。（吴鞠通研究录入《邓铁涛医集》，出血热的疗效对照见第 141 页）

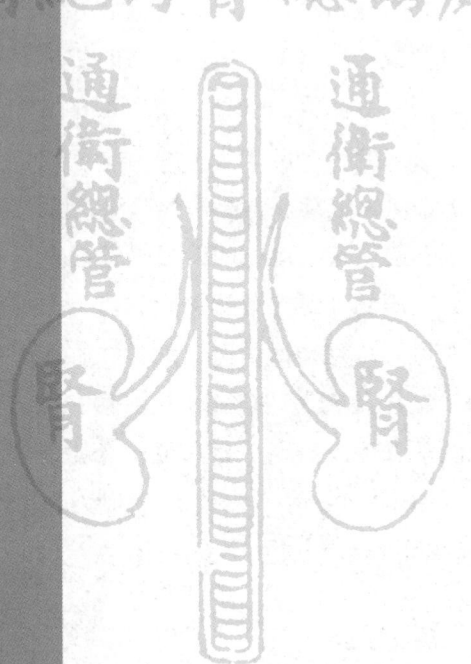

不能藏精

無孔竅絕

體堅軍內

管兩傍腎

根通衝總

有氣管兩

兩腎凹庭

通衝總管　腎

通衝總管　腎

3

中医遇上西医

本章与下一章将论述现代西医学在19世纪动摇中医学传统的经过。在19世纪以前，中医学有稳定自主的发展轨迹，西医学尚未成为冲击与威胁，"科学"与"现代化"的课题也未有端倪。19世纪是中西医学相遇碰撞的时期。西方医学在明代涓滴地流入中国，至清代末叶渐成挑战。当代撰写的《中国医学通史简编》以1840年第一次鸦片战争为分水岭，作为"近代医学"时期的起点，1949年中华人民共和国成立以后则是"现代医学"。(http://www.cintcm.com/lanmu/zhongyilishi/Xulun/xulun3.html)

　　向来中医学史多以朝代分期，例如陈邦贤的《中国医学史》以明和清为近世医学，1911年中华民国之后，称为现代时期的医学。(陈邦贤《中国医学史》，第7页)在中国医学里，"现代"指的是什么？还需斟酌。1840年作为中国"近代医学"的起点，是有实质与象征意义的：鸦片战争不只是"船坚炮利"，现代科学与西方医学也不是洋人的奇巧玩意儿，它的力量迫在眼前，成为威胁。中医学要怎样进入现代世界，再也不是可以完全闭关自守的课题。至于以1911年、1949年为分界，仍是离不开"改朝换代"的思维。这是利便叙述，但不能真切地看出医学发展的内在关键。"中国现代医学"该从何时说起，中医学的"现代性"在哪里？这些问题目前似难定论。

　　19世纪是西方科学医学（scientific medicine）飞跃的世纪。这时期，欧洲以大学与研究所为骨干的科研事业已制度化，与西医学相关的科学研究一门接一门起飞。化学与微生物学是明显的例子。19世纪也是"西学东渐"的世纪。西医进入中国，渐具规模，迅速建立社会地位和知识权威。在清末，中医界开始出现兼研西医学说的人物，但对西医学背后的科学研究力量与制度所知其实极少。至20世纪初，中医自觉受到科学的挑战，个别医家积极响应，一度形成"中西会通"的思路。在新文化运动时期，"科学"这位"赛先生"成为知识分子救国的希望。主流思想认为，立新必须彻底破旧，中医学因而备受贬斥与挑战，从此"中医不科学"五个字屡屡成为令人难堪的攻击武器。

"Western studies east-bound" missionaries in Ming and early Ching dynasties

"西学东渐"与明末清初的传教士

　　"西学东渐"一词，始自中国第一个留学生容闳（1828—1912）的自传《西学东渐记》，但西医学的"东渐"可并不始自19世纪。明朝16世纪末，利玛窦（Matteo Ricci，1552–1610）等天主教传教士来华（利玛窦1582年抵澳门），早已采用"科学传教"的策略。（袁运开、周瀚光主编《中国科学思想史（下）》，第175页）他的著作《西国记法》载有生物医学知识，包括脑的解剖位置和记忆功能，这与《内经》"心主神明"的说法相违。在明代，李时珍也提出过"脑为元神之府"的新看法，但并不曾因此令《内经》被修正，《内经》的权威无人可以质疑。（许健鹏、李国清编《中国古代名医点评》，第170页）利玛窦的西学也只是聊备一格，不能动摇《内经》一分一毫，不构成冲击。

　　西学对中国传统文化最初的冲击不在医学范围，而是天文历法。对于是否要修订祖宗历法，时人争论激烈。明末清初，传教士（主要是Jesuits耶稣会）开始传入实用的西方医药，但他们并非医生，所带来的"西医学"也是过时的，基本上仍以中世纪流行的"体液学说"为主。（李经纬《中外医学交流史》，第251—252页）

　　瑞士人邓玉函（Jean Terrenz，1576–1630）是第一个传教士医生。他与伽利略同为罗马教廷科学院院士，在欧洲科学界有很高的地位。崇祯时，徐光启成立"历局"（1629年），邓玉函是新历法的主要设计者。（曹增友《传教士与中国科学》，第37页）邓玉函在 1621 年抵澳门，在华译述《泰西人身说概》和《人身图说》，内容仍属盖伦医学。（李经纬《中外医学交流史》，第 255 页）早于 1543 年维萨留斯在意大利发表的《人体解剖学》似乎尚未被传教士医生普遍接受。如第一章所述，盖伦解剖学里面有虔敬的宗教意识，这可能也是教士不肯舍弃的原因。

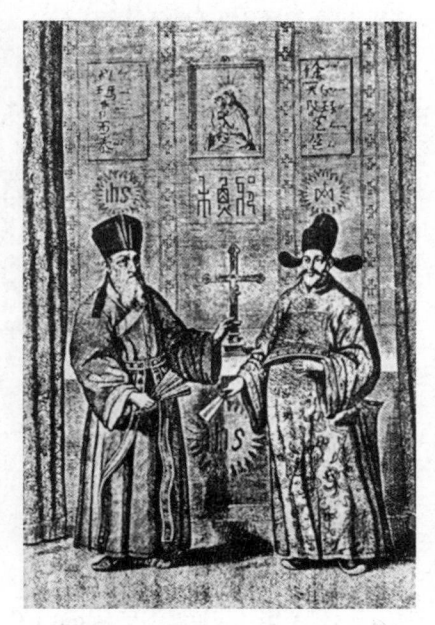

明代来华采"科学传教"策略的利玛窦曾著有记述生物学知识的《西国记法》

清代皇帝当中，康熙对西学有特别广阔的好奇心和学习兴趣。康熙举行过一场重要的科学实验，意义重大。在康熙之前，德国传教士汤若望（Johann Adam Schall Von Bell，1591–1666）曾负责治理历法。康熙年少登位，朝政被鳌拜把持，汤若望受大臣杨光先诬陷，与助手南怀仁（Ferdinand Verbiest，1623–1688）一并入狱。南怀仁后来能够出狱，受康熙信任，中间经过由康熙亲自主持的这一场测试。南怀仁与杨光先要当众预测中午的正确时分，结果南怀仁"众款皆合"而杨光先"众款不合"。依据客观测试结果，康熙舍杨光先而用南怀仁，后来更为汤若望平反。（曹增友《传教士与中国科学》，第 48 页）

这场测试并不关乎医学，却预示了中医学将要面对的挑战：当皇帝与祖宗历法都不可恃时，传统的中国学术将要接受客观测试，而不得不跟西方的知识正面较量。

康熙时，文艺复兴时期的解剖学著作其实早已传入，并且译为满文，但康熙批示"此书乃特异之书……不可任一般不学无术之辈滥读……"因而束之高阁，至为可惜。（李经纬《中外医学交流史》，第 261 页）

"金鸡纳"的故事：从本草到科学

康熙信任西医，多次由耶稣会传教士罗德先（Bernard Rhodes，1645–1715）治病见效。1693年，康熙患疟疾，服御医药无效。法国传教士洪若翰（P. Joames Fontaney，1643–1710）、葡萄牙传教士刘应（Mgr Claudus de Visdelou，1656–1737）等献上金鸡纳（cinchona），康熙服用后疟疾速愈，金鸡纳从此被尊奉为"圣药"。

（李经纬《中外医学交流史》，第267页；曹增友《传教士与中国科学》，第354—356页）

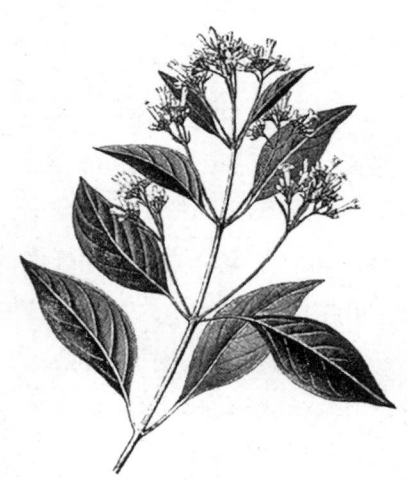

耶稣会教士呈奉给康熙的"金鸡纳树皮"本来是秘鲁印第安人的土著药物，不是西方本土的本草药

讽刺的是，"金鸡纳"并不是欧洲医学的发现。欧洲自己的本草药物研究，要等到1785年维瑟林（Withering）的《毛地黄综述》（*An Account of the Foxglove*）出版，才算有第一种"科学"灵药。（*Timetables of Medicine*，p.32）"金鸡纳树皮"（Cinchona barks, Cinchona ledgeriana）本来是秘鲁印第安人的土著药物。耶稣会教士约在 1632 年从新大陆引入西班牙，（M.R. Lee, Plants Against Malaria, Part 1: Cinchona or the Peruvian Bark, *J. R. Coll Physicians Edinb* 2002；32：pp. 189–196）传教士将此药呈奉给康熙，谓之"西洋"圣药。其实它是与中草药无异的土著本草，并非科学产物！

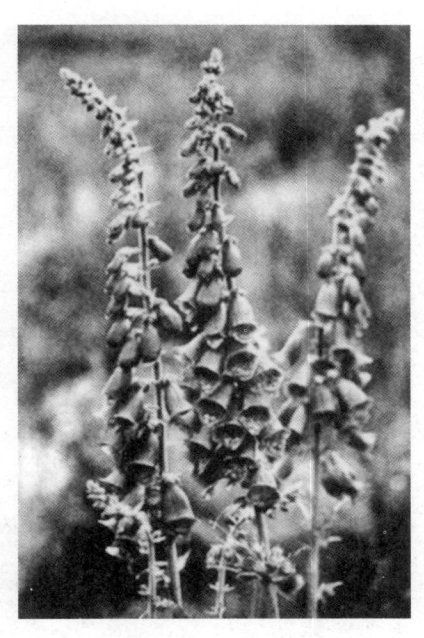

毛地黄（Foxglove）在 1785 年经维瑟林（Withering）以专著研究介绍，是西药异烃基洋地黄毒苷（digoxin）与洋地黄毒苷（digitoxin）的本草前身

"金鸡纳"最初只是土著本草，但到了 19 世纪，经过大量新兴的科学研究，它的有效成分奎宁（quinine）成为有现代科学根据的治疟疾药。先是 1820 年法国的化学家皮埃尔·佩尔蒂埃（Pierre Pelletier）与约瑟夫·卡文图（Joseph Caventou）从"金鸡纳"分解出有效成分奎宁和金鸡宁（cinchonine）两种活性生物（alkaloids）；1880 年外科医生阿方斯·拉韦兰（Alphonse Laveran）在阿尔及利亚用显微镜观察到疟疾病人血液的疟原虫（Plasmodium）；1944 年哈佛科学家罗伯特·伍德沃德（Robert Woodward）与威廉·德林（William Doering）第一次成功以人工方法合成奎宁。（M.R.Lee, Ibid., pp.189–196）这些化学、药物学、病理学的发现，令原始的"金鸡纳"进化为治疟疾的现代医药。

"金鸡纳"的故事，可用以说明中西医学在 19 世纪是如何分道扬镳的。在这之前，虽然西医的解剖学、生理学已远远超前于中国，但单就治疗而言，西医并不比中医更有办法。威廉·卡伦（William

Cullen，1710–1790）是 18 世纪最重要的医家，他撰写了一系列疾病
分类学的专著，其贡献与隋代巢元方的《诸病源候论》相似。但他
的治疗方法未超过希氏医学，无非是放血、催泻和催吐，以及一些
解热发汗药。对于大部分疾病的治疗，卡伦是"毫不掩饰地悲观"。
（William Bynum《十九世纪医学科学史》，第 23、30 页）在十七八世纪，有效的治
疗仍主要是像毛地黄和金鸡纳这些本草。而单就本草药物而言，当
时的西方医学并无可与李时珍 1578 年写成的《本草纲目》相比的学
术著作。"金鸡纳"与疟疾的科学研究，是 19 世纪西方医学科学发
达的缩影。

　　19 世纪现代化学研究对医学进步的影响，还可列举两个例子作
为说明：麻醉药与消毒化学剂的发明，令大型的外科手术变成通例，
而西医外科手术的成功，正是鸦片战争以后西式医院在中国扎根的
最强的基石。

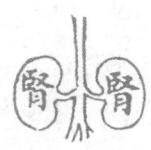

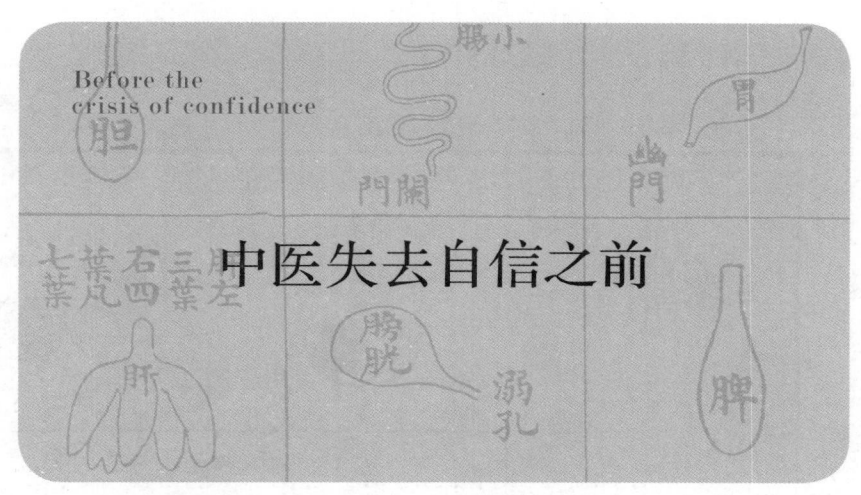

中医失去自信之前

Before the crisis of confidence

　　19 世纪下半叶是中国失去文化自信的时期。中医未失自信以前，对传教士带来的医药虽然有点神奇，但不视为威胁。无论医家士人或社会大众，都有活泼地吸纳西医学新知识的例子。试看两个例子可知社会上的开放心态：在医家士人当中，更不乏爱好学习西医新知识的人，王清任（1768—1831）在 1830 年出版的《医林改错》是吐故纳新的典型。在民间，种牛痘防天花的技术在 1805 年被引入中国，社会大众迅速接受。

　　中医学史上，直接声称要为传统"改错"的，王清任是第一人。在此以前，即使叶天士、吴鞠通等创立温病学说，实质上修订了古典《伤寒论》，但温病学者不会宣称要为《伤寒论》"改错"。

　　王清任《医林改错》书中有"改正脏腑图"35 幅。那是他亲身去墓地观看被狗咬破肚的贫家病孩尸体以及去刑场看被处决的犯人总结出来的。他并不动手解剖，故此《医林改错》的解剖描述有很多错误。例如他因为尸体的动脉管内已无血，就误以为这是"气"的通行途径；又据尸体之观察而认为"心无血"。以为动脉和心只传送"气"而没有血，这项误解与前章谈及古希腊医家的错误如出一辙。例如希腊时代的厄拉西斯特拉图（Erasistratus，约公元前 310– 前 250）从

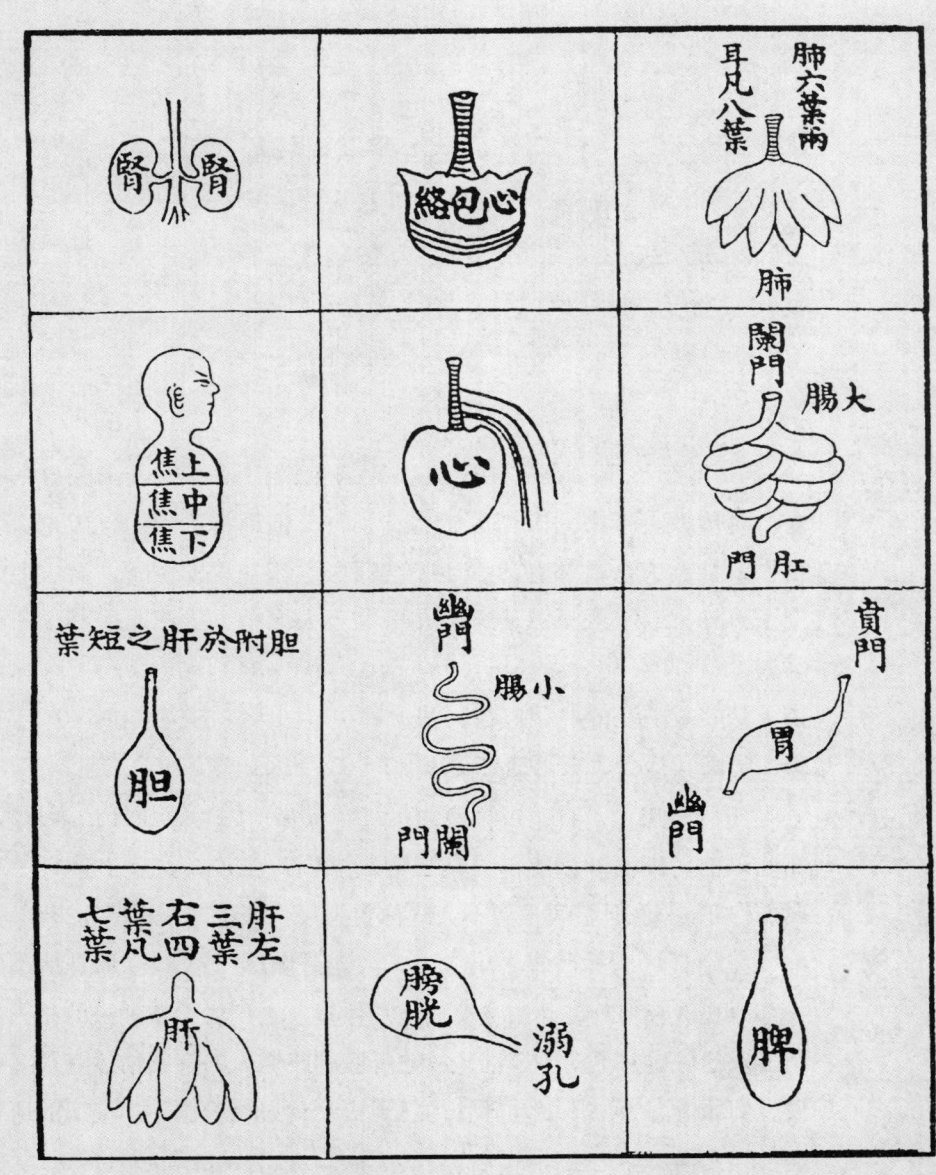

王清任去墓地和去刑场观看尸体，绘成"改正脏腑图"35幅，旁注解剖说明
（此页及下两页为其中的示意图）

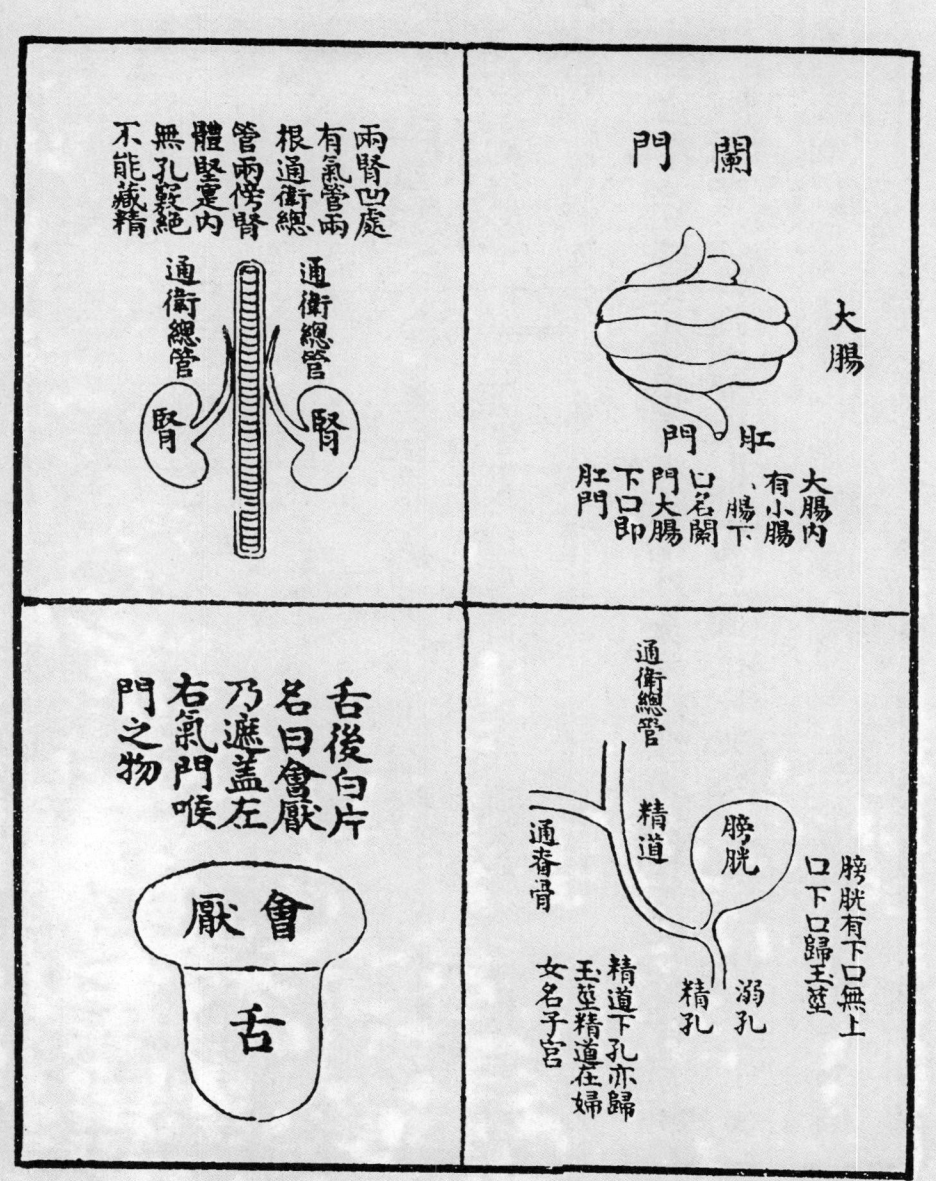

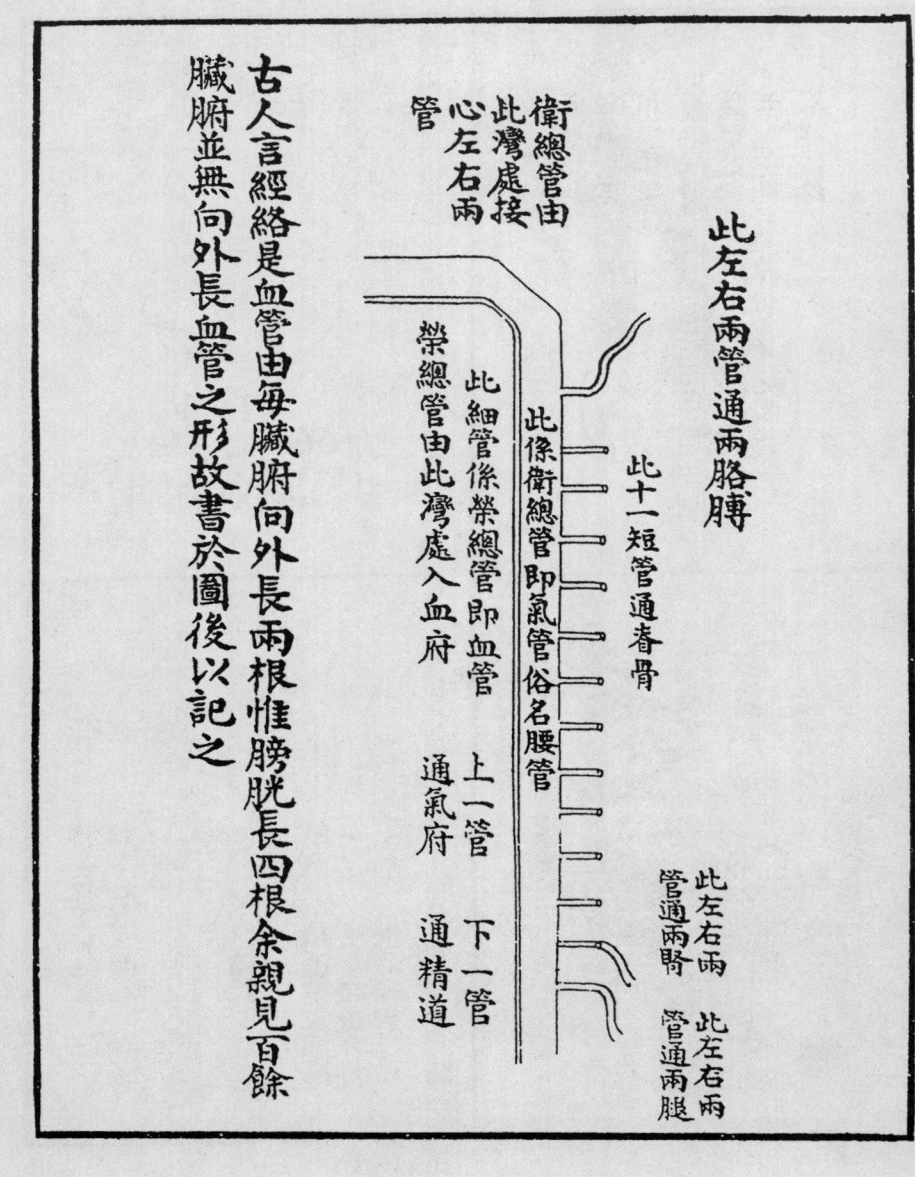

此左右兩管通兩胳膊

衛總管由此灣處接心左右兩管

此係衛總管即氣管俗名腰管

此十一短管通脊骨

此細管係榮總管即血管

榮總管由此灣處入血府

上一管　通氣府

下一管　通精道

此左右兩管通兩腎

此左右兩管通兩腿

古人言經絡是血管由每臟腑向外長兩根惟膀胱長四根余親見百餘臟腑並無向外長血管之形故書於圖後以記之

事人体解剖，知识胜过希波克拉底，但他也和王清任一样，以为动脉是无血的，只输送"灵气"（pneuma）。（Lois N. Magner, *A History of Medicine*, p.79）

清代王清任是直言要为传统改错的第一人。图为他的《医林改错》序

虽然有错，王清任的观察还是很细心的，他甚至发现有视觉神经从眼球通往脑部，由此断定：眼所见、耳所听、鼻所闻，都通于脑。《医林改错》有"脑髓说"一章，根据李时珍"脑为元神之府"之说与自己的观察，力求推翻《内经》"心主神明"的传统学说。（李经纬《中外医学交流史》，第262—263页）直至现代，中医学者仍在努力争取以"脑主神明"取代"心主神明"。这是为了寻求中医脑科学的全面开展。（陈士奎《变革"心主神明"为"脑主神明"——中医脑科学理性发展的前提条件》《第二次世界中西医结合大会论文摘要集》，第353页）

王清任是有鲜明的求实眼光的。在临床上，王清任确信"治病不明脏腑，何异于盲子夜行"？（王清任《医林改错卷上·脏腑记叙》）痛斥一些医者不辨气血荣枯，草率试药。（温长路、刘玉玮、温武兵编著《医林改错识要》，钱超尘序）他提倡的"活血化瘀"治法及"活血化瘀"原理，可以与现代西医防治心、脑血管病的抗血小板与抗血凝治疗相通，至今仍有恒久的实用价值。

清代中期，社会大众并不视西医学为侵略威胁，有无疗效才是最重要的。牛痘术在中国的普及可以为例。牛痘（cowpox）疫苗在西方的发明，最初被视为离经叛道而且极度危险。（Lois Magner, *A History*

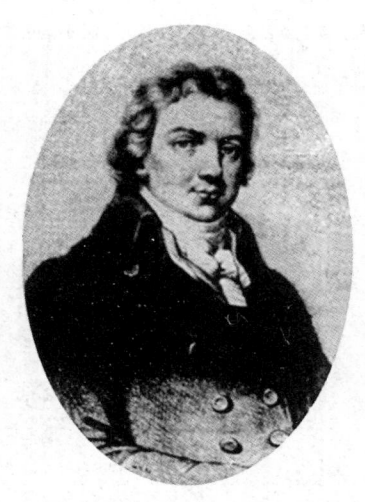

英国人爱德华·詹纳发明种牛痘术,最初被英国皇家学会排斥,詹纳慨言:"中国人似乎比我家乡的英国人更信赖种痘。"

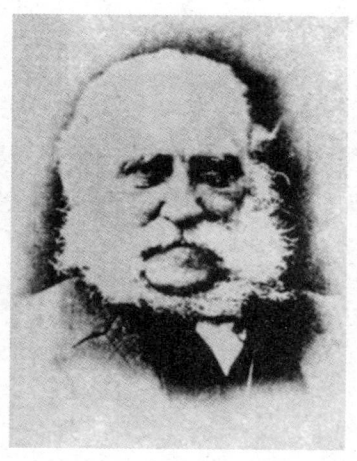

传教医生彼得·帕克在广州眼科医局迅速引入早一年才在美国发明的乙醚麻醉法

of Medicine,p.245;《中国医学文化史》,第821页)英国人爱德华·詹纳(Edward Jenner,1749-1823)在1793年把研究所得投稿。这篇文稿,主流的皇家学会(Royal Society)一直拒绝发表,直至十年后,欧洲大陆和美洲试用有效,英国皇家学会才改变立场。种牛痘术是1802年才在欧洲大陆和美洲试用,到1805年,就已经由葡萄牙医生埃维特(Hewit)、东印度公司的船医皮尔逊(Pearson)引入中国了。皮尔逊还写了一本小册子《新订种痘奇法详悉》,由友人译为中文,在广州流传。这本小册子传到詹纳手中,詹纳慨然道:"中国人似乎比我家乡的英国人更信赖种痘。"(马伯英《中国医学文化史》,第822页)

种牛痘术因广州"十三洋行"的支持而普及,这包括译刊种痘术和雇人习种痘,设诊所和推广到农村。1822年推广至湖南、1828年传至京师、1830年到湖北、1831年到扬州、1840年及1851年入四川。(廖育群文章，引自李经纬《中外医学交流史》，第271—272页）这说明西方医术传入，若是有效，民间社会的接纳是非常迅速的。种牛痘术自此取代了中国自明朝已使用的人痘术，这虽然令一些民间郎中不快，但并没有惹起"西学冲击中医"的重大争议。

西医学引入的迅速尚有一个外科学的例子。传教医生彼得·帕克（Peter Parker，1804–1888）于1835年在广州设立眼科医局。1846年杰克逊（Jackson）和莫顿（Morton）才在美国发明乙醚麻醉法（ether anaesthesia），翌年帕克已在广州眼科医局使用新技术了。（李经纬《中外医学交流史》，第269、282页）

在鸦片战争之前，中医学与西医学在整体而言并不对立或对抗。

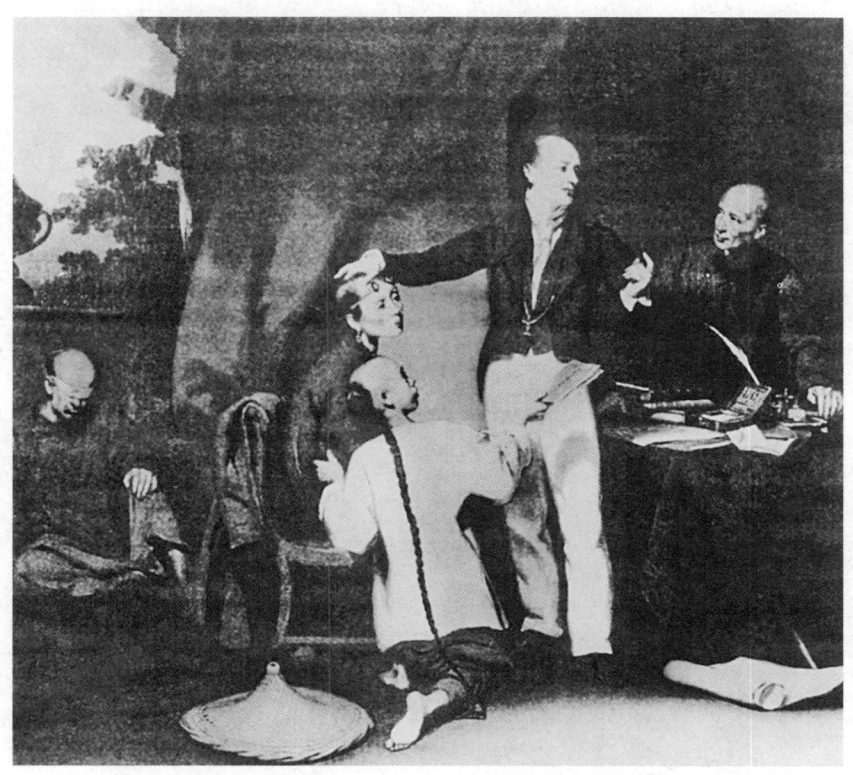

图为曾与彼得·帕克一起工作的托马斯·科利奇（Thomas Colledge）在澳门设立医院行医的情形

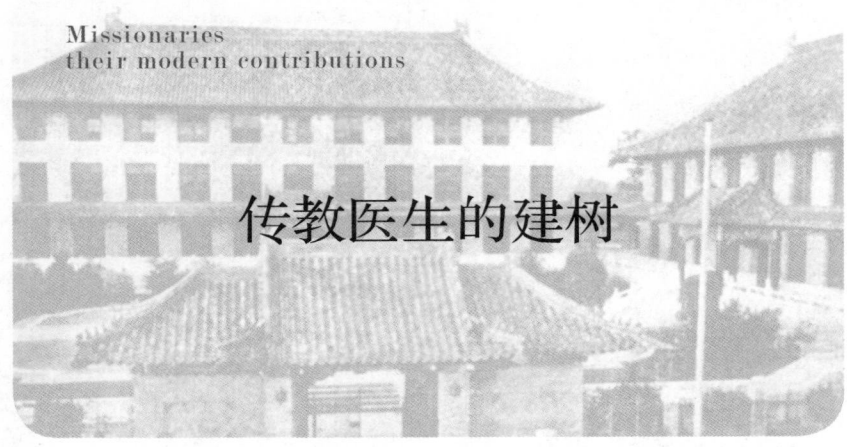

传教医生的建树

　　从 1850 年起的半个世纪是西方医学在中国确立地位的关键，而中医亦开始思考中西医学的异同。

　　王清任在 1831 年去世。《医林改错》在 1830 年写成，却要到 1851 年才全国流传，形成学术震荡。（赵洪钧《近代中西医论争史》，第 57 页）

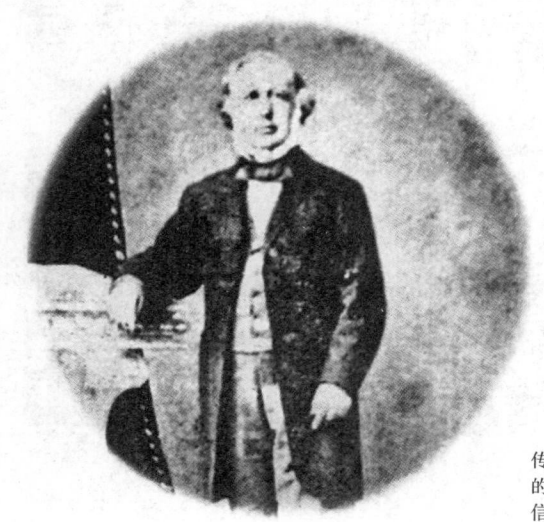

传教医生本杰明·合信对传播医学知识的态度认真。在华传教与行医之外，合信在教学与出版的影响深刻

从伦敦来华的传教医生本杰明·合信（Benjamin Hobson，1816–1873）在这一年出版《全体新论》，把王清任《医林改错》和自己的《全体新论》同时发行，结合力量，造成声势，有意识地挑战中医传统脏腑学说。《全体新论》数度再版，在当代甚有影响。（《中国医学通史简编》近代卷西医篇第3章第1节，http://www.cintcm.com/lanmu/zhongyi_lishi/jindaijuan/xiyi/mulu/mulu.htm）

从1851年到1859年，合信有系统地出版五种医学著作，其中包括《西医略论》，《内科新说》上、下两册（P. Unschuld, *Medicine in China–a History of Ideas*，p. 236）和《妇婴新说》。这是初次有传教医生自觉地、有计划地把西医临床医学打进中国知识界。

合信与明末清初的传教士有根本的不同。之前的传教士以"科学传教"，科学只是手段，并无兴趣传授西医学的精华。合信身为英国皇家医学会院士，对传播医学知识的态度认真。他对中国人民的福祉有真诚的关注，曾经公开反对英政府对华的鸦片贸易。他在华20年，其中12年在港、澳，8年在广州，除传教与行医外，教学与出版的影响深刻。（http://www.aim25.ac.uk/cgi-bin/search2?coll_id=4624&inst_id=20）

在《西医略论》首章，合信有意识地提出中西医学之别，指出西医的质素比中医优胜，是因为西医有良好严谨的训练制度，并且有一代比一代创新进步的精神。（P.Unschuld, *Medicine in China—a History of Ideas*，pp.236–237）可以注意的是，尽管他有意识地以

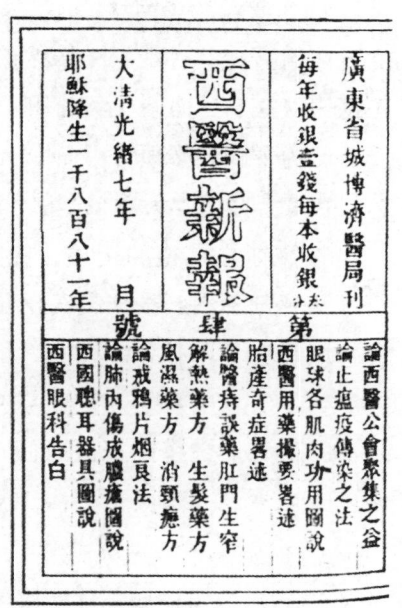

图为成立于1859年的广州博济医院出版的《西医新报》

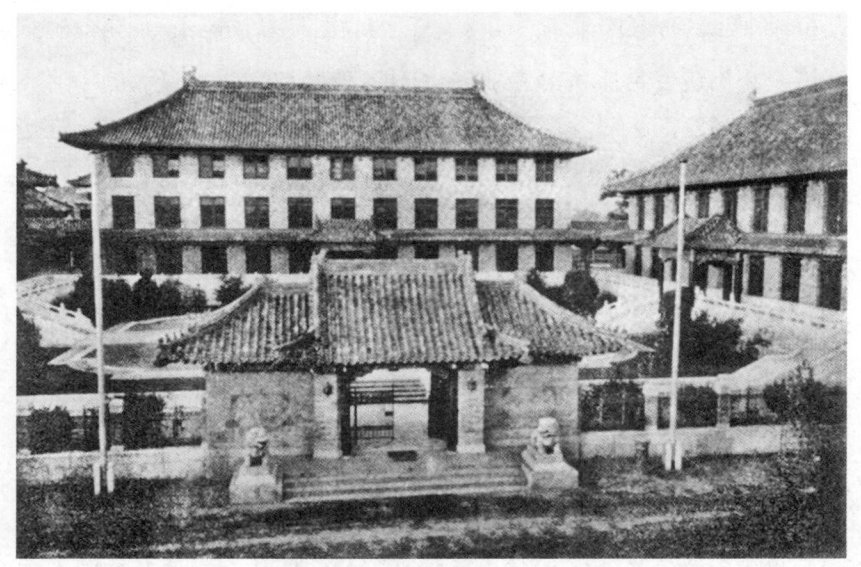

图为 1921 年建成的北平协和医学堂

五种医学著作"挑战"中医学的传统理论，但在临床上并不视中西医药为对立，反而中西药并用，《内科新说》前言更明言"药剂以中土所产为主，有必须备用而中土所无者间用番药"。合信使用的中药包括茯苓、泽泻、大黄、车前子等。(赵洪钧《近代中西医论争史》，第58—59页)

　　按昂斯丘尔德的记述，19世纪传教医生在华致力行医，一度令教会感到不满，指传教医生花了太多时间行医。前面提及在广州设立眼科医局的彼得·帕克，虽然宣称行医有助于传教(《中国医学通史简编》近代卷西医篇第3章第1节，http://www.cintcm.com/lanmu/zhongyi_lishi/jindaijuan/xiyi/mulu/mulu.htm)，也因行医时间"过多"，其美国教会团体一度终止赞助，后来派人到广州考核，见他传教确有成绩，才恢复资助。(P. Unschuld, *Medicine in China—a History of Ideas*, pp. 237-240)

　　得到教会信任后，传教医生才能扩大行医事业。其中美国传教医生嘉·约翰（John Glasgow，1824-1901）建设了影响重大的博济医院（1859 年在广州开业，1866 年新院扩张）。（《中国医学通史简编》近代卷西医篇第 1 章第 2.2 节，http://www.cintcm.com/lanmu/zhongyi_lishi/jindaijuan/xiyi/mulu/mulu. htm；李经纬《中外医学交流史》，第 282 页，记述了博济医院的贡献）

这是西式医院在中国生根苗长的时期。在 1850 年，中国只有 10 间教会医院，至 1889 年，增至 61 间；20 世纪初再增至 362 间，另有 244 处门诊服务。（P. Unschuld, *Medicine in China—a History of Ideas*, p. 239；李经纬《西学东渐与中国近代医学思潮》，第 51 页则说 1930 年有 214 间）

1900 年之后，很多教会医院利用庚子赔款重建现代化的新院，西医规模更盛。更重要的是，教会医院全面开展了在中国的西医教育。1868 年博济医院开设的医学校是中国的第一间西医学校，1900 年以后 20 年，北平协和医学堂、上海震旦大学医学院等相继成立。（《中国医学通史简编》近代卷西医篇第 1 章第 2.2 节，http://www.cintcm.com/lanmu/zhongyi_lishi/jindaijuan/xiyi/mulu/mulu.htm）在 1897 年的调查，61 间教会医院中有三分之二兼带学徒。（李经纬《西学东渐与中国近代医学思潮》，第 49 页）到 1920 年，西医学校有 20 多所。（李经纬，同上书，第 50 页）

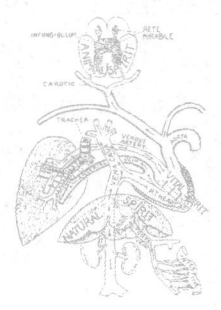

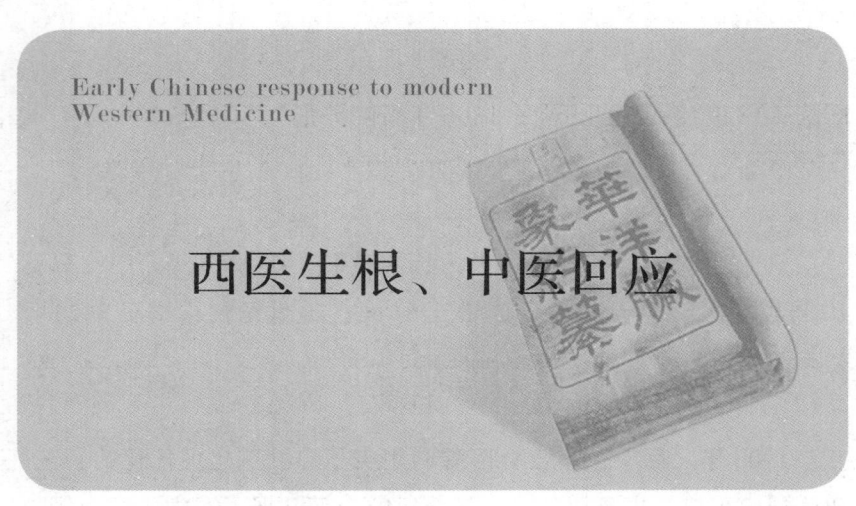

Early Chinese response to modern Western Medicine

西医生根、中医回应

　　或者从合信《全体新论》等五种著作在中国流行开始，中医终于感受到挑战了。1887年，四川医家罗定昌著《中西医士脏腑图说》，批评合信《全体新论》中的西医解剖。罗定昌评价中西医学的标准简单不过：在中国，《内经》是不会有错的。如果西医学说与《内经》相悖，那只能是异地风土有别所致："若西医者，学其所学，并不本中国《内经》，故其立言树义，有与《内经》合者，有与《内经》不合者。风土悬殊，嗜好各别。"（李经纬《西学东渐与中国近代医学思潮》，第74页）

　　另一位四川医家唐宗海（1862—1918）就比较完整地通读了合信五种著作，然后在1892年写成《医经精义》以作回应。唐宗海认为，《内经》《伤寒论》大致上是没有问题的，只是中医学在近代渐失真传，有不少纰漏是应当改善；他认为西医学只是初出的学科，比不上《内经》周详精密，中医只需撷取西医学一些有用部分，掺入中医学里面便可以了。（李经纬，同上书，第75—76页、第82页）现在看来，唐宗海的想法是太天真，但他是率先提出中西医学可以"会通"这个看法，这点眼光在当时是不平凡的。

　　广东医家朱沛文的《华洋脏象约纂》也是在1892年著成的。此书详细比较了中医经络系统与西医循环系统理论和对血液的论述。

结论是：在医学中，属于"形"的范围应以西医学为准（"从洋"），属于"理"的范围则应"从华"。（李经纬《西学东渐与中国近代医学思潮》，第84—86页）这是比较平等地接纳西医学的观点，虽然仍不曾脱离洋务运动时期（1860—1890）"中学为体，西学为用"的改良思想。

唐宗海、朱沛文两位医家同被称为"早期中西医会通派"。（赵洪钧《近代中西医论争史》，第68—69页；史兰华《中国传统医学史》，第310页）但李经纬不同意这个统称，认为在1920年之前，中医对西医学的回应，并非真正寻求会通，只是主张在中医学之中适当地"掺和"小量西医知识。他认为，真正在学理与临床实践上试图会通中西医学的，还要有待恽铁樵（1878—1935）和张锡纯（1860—1933）（恽铁樵和张锡纯的会通试验见本书第五章）。（李经纬，同上书，第56页、第135—141页）

除了教会医生带来西医学，清朝也有官办的西医学堂（京师同文馆科学馆在1872年设医科，天津1881年设医学馆），但对社会未见多大影响。同文馆的医科不设实习，学生毕业后或从军或从政，无人行医。（李经纬《中外医学交流史》，第304页；李经纬《西学东渐与中国近代医学思潮》，第47页）洋务运动主力是引进西方的实业与科技，西医学并非焦点。中国第一个西医留学生黄宽在1857年回国初年，曾在李鸿章麾下工作，亦无所发挥，最后辞职，加入教会的博济医院，间接说明官办的西医不成气候。（赵洪钧《近代中西医论争史》，第60页；李经纬《中外医学交流史》，第305页）

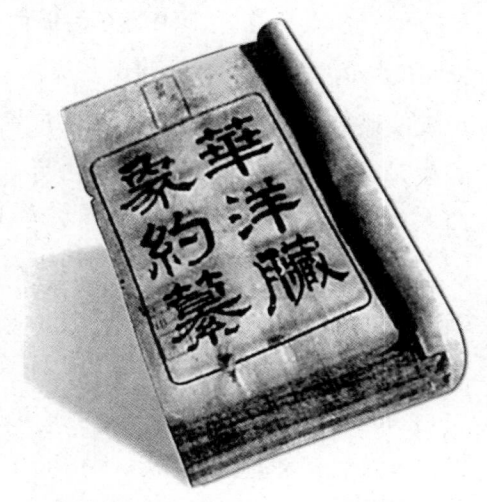

朱沛文的《华洋脏象约纂》详细比较中西医学的论述

甲午战败的冲击

中医真正面临危机，应是在 1894 年甲午战败之后。中国被日本彻底击败后，知识界大为震动，迫切寻求更激进的变革。1895 年严复撰《论世变之亟》，力言过去那种"增新不变旧"的洋务运动改革不可能成功。同年，郑观应《盛世危言》出版，里面批评传统学术，赞扬西方制度。翌年，梁启超成立知耻学会，发表《变法通议》（梁启超之论点在本书第四、五章会论及）。（韦政通《中国十九世纪思想史·下》，第 642、926 页；赵洪钧《近代中西医论争史》，第 63—64 页）

梁启超等人多次上书光绪，促使清政府在 1905 年取消科举取士制度。这是极为震撼的变化，象征了传统经学的全面崩颓。从此，正统经典再无优越地位，不再理所当然地被视为知识学术的权威。陈独秀在 1915 年提出，欧洲文化与中国传统文化的性质根本相反，两者是"绝不兼容之物，存其一必废其一"。（李经纬《西学东渐与中国近代医学思潮》，第 33 页）陈独秀并不特别攻击中医学，但新文化运动废旧立新的思潮，弥漫整个知识界甚至政府。

日本并不是列强之一，它与中国原本同属受西方欺凌的国家，但自 1868 年明治维新之后，日本竟能迅速崛起，全面击溃中国。因此明治维新的经验备受甲午后的中国政府重视。日本明治维新与中国洋务运动的根本分别在于：前者是全面地拥抱西洋文明，并不区分什么

"体"与"用"。在 17 至 18 世纪，中国医学原本早已流传日本，被视为先进的文化。中医学在日本称为"汉方医"，在 18 世纪后期，汉方医与杰苏伊特（Jesuit）传教士和荷兰东印度公司的医生输入的荷兰医学折中结合，称为"汉兰折中派"。（杜聪明《中国医学史略》，第 454—455 页）1868 年日皇昭示明治维新，1871 年，新任卫生局长推行全面西化的政策，下令以 15 年为期，全面取缔汉方医。（李经纬《中外医学交流史》，第 320 页）

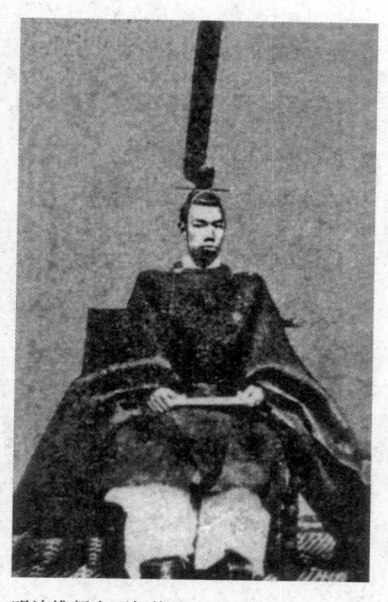

明治维新全面拥抱西方文明后，医学方面更是刻意仿效荷兰，要求全面取缔汉方医。图为于 1868 年昭示明治维新的明治天皇

1913 年，袁世凯北洋政府教育总长汪大燮改革大学教育制度，仿效明治维新的方针，公布大学课程分文、理、法、商、工、农、医七类，而医类再分为医学与药学，完全不把中医列入课程。全国 19 个省市的中医界组成中医救亡请愿团，要求中西医平等、中医教育合法化（北洋政府的新学制不承认民间自发的中医教育），但北洋政府未及进一步废弃中医已遭国民党政府推翻。（《中国医学通史简编》近代卷中医篇第 6 章第 2 节，http://www.cintcm.com/lanmu/zhongyi_lishi/jindaijuan/zhongyi/mulu/mulu.htm；《中医百年风云录》，《市场报》1999 年 12 月 24 日，http://big5.peopledaily.com.cn/shch/199912/24/newfiles/E101.html）

这是中医存亡的第一次警号。1914 年，《中西医学报》发表了一篇《中医救亡刍言》，说："自戊戌（1898）新政，新学渐露萌芽，迄至近世，民智勃起，科学昌明，而中西医学之优劣，判若天渊，昭然若揭，于是谋改良者有人，谋会通者有人，兴医报立医会者有人，皇皇汲汲，不可终日。"颇能概括此时期中医界的气氛。（李经纬《西学东渐与中国近代医学思潮》，第 341 页）

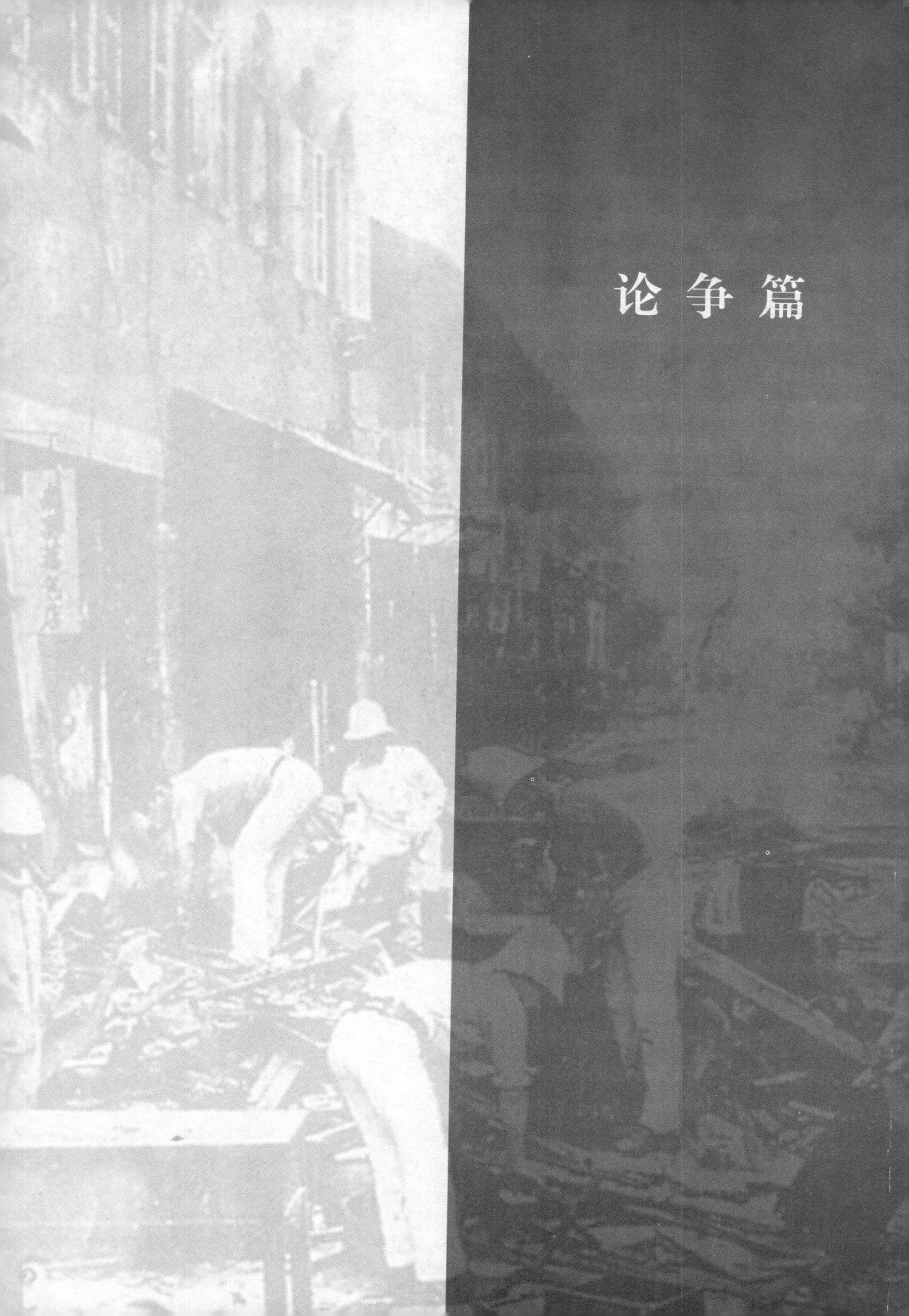

论争篇

公共卫生与传染病学的响号

从甲午战败到中医界张织孙提出救亡，其间不过短短20年，对中医学界来说，局面可以说是急转直下。在甲午之前，唐宗海、朱沛文等人对中西医融合的思考，并没有什么危急存亡的恐惧。他们以为，只要能在中医理论体系中设定位置，吸纳新来的、年轻的西医学，便是出路。如今，国可能亡，国粹更可以亡，破旧是救国运动的一部分，中医学面对存亡危机了。

1905年科举废除后，大量公费和自费留学生赴日，后来扩至美、法、德国，当中有医学生。这些留学医学生回国后，成为中国西医界的第一代骨干人物。（李经纬《中外医学交流史》，第274页、第306页；李经纬《西学东渐与中国近代医学思潮》，第48页）其中反对中医最猛烈的有留学日本的余岩（余云岫，1879—1954）。

Yu Yan and Liang Qichao
Critical Perspectives of
Traditional Chinese Medicine

余岩与梁启超批判中医

　　余岩在近代中医学史是一个备受痛恨的人物。他是留日的公费生，曾于 1905 年及 1913 年两次公费赴日读书，在大阪医科大学毕业后回国，迅即出版《灵素商兑》，全面攻击《内经》的阴阳五行学说，掀起中西医的论争。（赵洪钧《近代中西医论争史》，第 109 页）1929 年，余岩在国民党政府中央卫生委员会议中提案，力促政府"废旧医、行新医"，认为"旧医一日不除，民众思想一日不变，新医事业一日不向上，卫生行政一日不能进展"。（谢永光《香港中医药史话》，第 29 页）这一次提案激起了全国中医界的团体奔走抗议运动，医学论争变成政治斗争了。

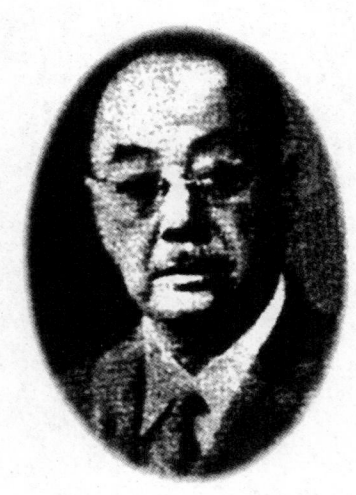

留学日本的西医余岩（余云岫）在北洋、国民党政府两个时期力促"废旧医、行新医"，成为近代中医学史备受痛恨的人物

　　余岩的影响力，跨越了北洋政府、国民党政府两个时期，而且以激烈的学术批判和政治手法并进，成为近代史上西医逼迫中医的一个典型人物。

　　震动中医界最大的是余岩 1916

年发表的《灵素商兑》一文。对于《灵素商兑》引起震动，余岩颇感自得："自余著《灵素商兑》后，旧医家阴阳五行十二经脉之说，摧毁无遗。"（余岩《医学革命论选》初集，卷四《六气论》）他指斥中国民性"尚玄"，"医锢于岐黄，凿空逃虚，不征（证）事实，其中毒久矣，不歼《内经》，无以绝其祸根"。（余岩《医学革命论选》初集，卷一；又见陈小野《中医学理论研究》，第152—159页）

余岩确信：阴阳五行和脏腑经络学说作为中医学的基础是虚妄的，能击破它，中医学整个体系也便崩溃。

余岩的《灵素商兑》全面攻击《内经》的阴阳五行脏腑经络学说，掀起中西医的论争

虽然立场激烈，余岩似乎也并不全盘否定中医传统。在批评"旧医"时，余岩推崇张仲景，说除仲景之外，其他人如金元四家的议论虽然不无独造，但未能脱离《灵枢》及《素问》空虚的积习，欠了一点实验精神。（余岩《砭新医》，《医学革命论选》，第135页）在这里，可以见到他对张仲景的尊重，甚至也表明了对金元四家的独造精神的肯定。余岩也赞许清末吴鞠通的《温热条辨》，说他敢于质疑《素问》"冬伤于寒，春必病温"的旧说，"直向千古所奉为医学之圣经放矢攻击，吴氏真千古一人也"。（余岩《伤寒发挥》《医学革命论选》，第160页）

西医界以外，学术领袖如严复、梁启超、章太炎等亦大力赞成废除阴阳五行学说。甚至中医界内部，亦有不乏支持废旧学的人。（赵洪钧《近代中西医论争史》，第204—212页）梁启超便曾痛斥五行学说，认为两千

年来，中国硬把宇宙无量数的事理现象归为五类，以此支配关乎病人生死的医学，是学术界的耻辱。（赵洪钧《近代中西医论争史》，第20页）现代医家如陆广莘据此对梁启超颇为反感。（陆广莘《中医学之道》，第213页）

梁启超对改革中国文化的主张其实并不激进，更不是全面否定中医学。1897年梁启超在上海成立医学善会。（韦政通《中国十九世纪思想史·下》，第932页）梁氏在《医学善会叙》一文中载有他比较完整的看法：

> 今中国所在，京都国会，以至十室之邑，三家之村，固靡不有以医鸣者。
>
> 询其为学也，则全体部位之勿知，风火燥湿之勿辨，植物性用之勿识，病证名目之勿谙，胸中有坊本歌括数则，笔下有通行药名数十，遂嚣然以医自命。偶值天幸，疗治一二显者获愈，而国手之名，遂噪于时。今之所谓医者，皆此类也。

这里可见梁启超对于中医学的临床概念，如"风火燥湿、植物性用、病证名目"等是支持的。

梁启超惋惜"今举四万万人之心灵，而委诸学究之手，举四万万人之躯壳，而委诸庸医之手"。他反对的是无学问的庸医，痛恨中医在学术上自困于故纸堆。梁启超认为，中医在近世衰落，问题在制度败坏，而西医的学术与训练制度特别优胜。"古之医者，方伎之略，列于艺文，惠济之方，颁自天子，其重也如是。西国医学，列为专科，中学学成，乃得从事。今中土既不以医齿于士类，士之稍自重稍有智慧者，皆莫肯就此业……坐听天下之无赖，持此为倚市糊口之术，杀人如麻，又何怪欤。"（梁启超《饮冰室文集·医学善会叙》，第70页）

五行学说可以扬弃，中医学界须痛切改革，创新学术。梁启超关注的是旧文化旧制度的有效更新，使中国不致滞后于西方文明，这与余岩全面进攻中医的立场完全不同。

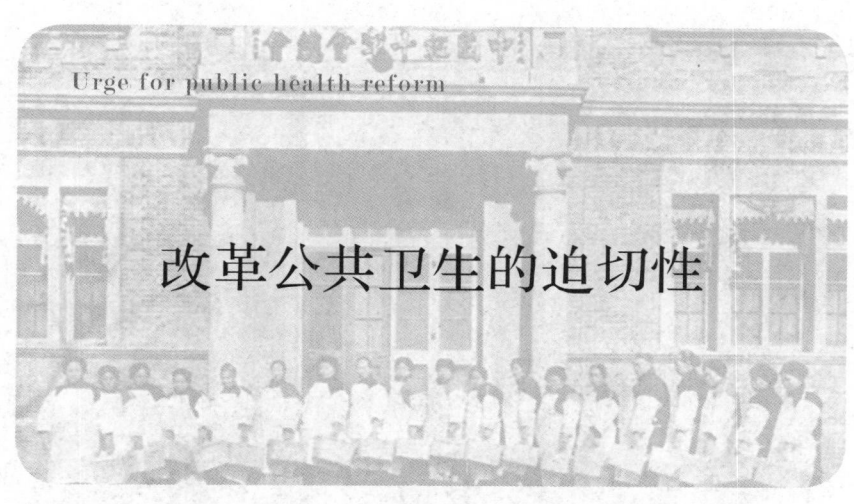

Urge for public health reform

改革公共卫生的迫切性

　　梁启超寄望改革中医学，还有较少为人论及的另一层面：他是深切知道西方公共卫生的进步，对国民健康至为重要，而这是关乎"保种"强国的。

　　19 世纪下半叶，西方医疗明显优胜之处，是公共卫生与保健

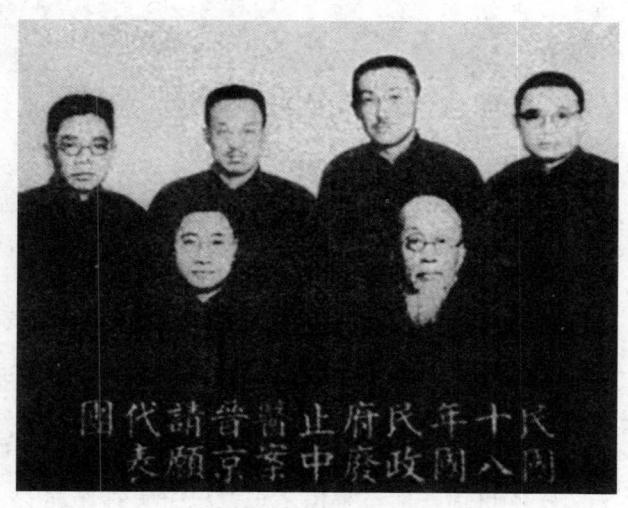

1929 年南京政府在中央卫生委员会议上提案废止旧医。触发继 1913 年之后另一次大规模中医界请愿。图为当年的特刊封面

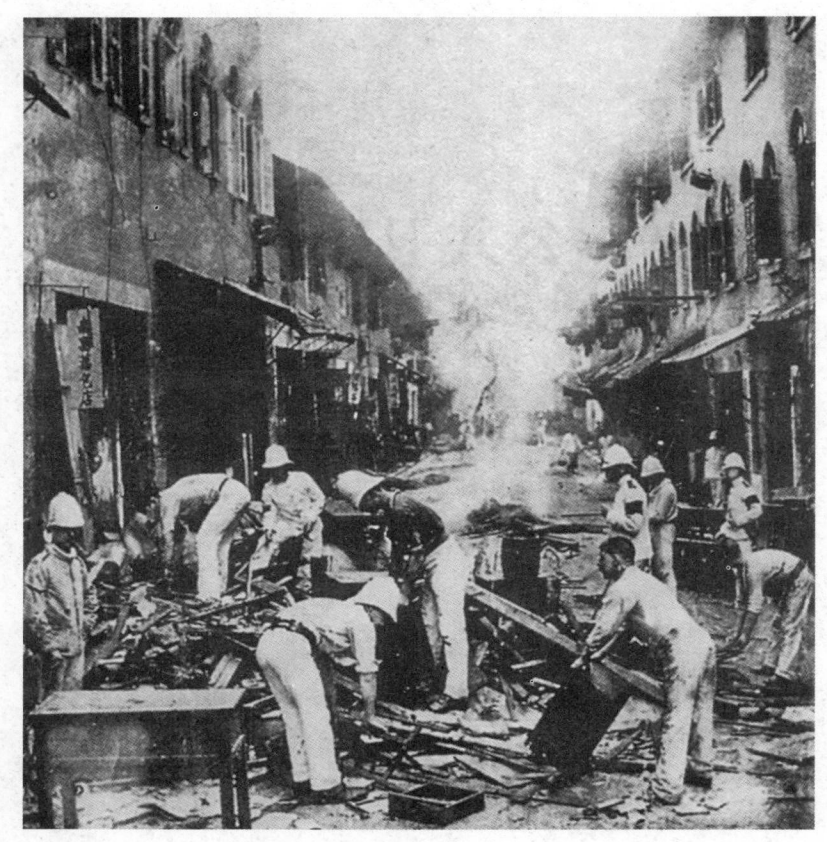

图为由广州传入香港的疫症受感染现场，摄于19世纪90年代

的知识和制度比中国进步。梁启超比较了中英医疗，指出：英国人"自 1842 年变政，讲求摄生之道、治病之法，而讲全体、讲化学，而讲植物学，而讲道路，而讲居宅，而讲饮食之多寡，而讲衣服寒热之准，而讲工作久暂之刻，而讲产孕，而讲育婴，而讲养老，而讲免疫，而讲割扎……学堂通课，皆兼卫生"。

相比之下，中国则是"一岁之中，其坐药误而死者，不知几何人。疾本可治，而不解治之道，束手听其作毙者，不知几何人。坐道路不洁，居宅不清，饮食不净，感召疫疬，坐病致死者，不知几何人。坐父母有病,受质尪弱,未及年而死者,不知几何人。胎产不讲,坐孕育而母死或胎落者,不知几何人。故孳生虽繁,而以每百人较其死亡多寡之率,亦远甲于大地"。(梁启超《饮冰室文集·医学善会叙》,第70页)

从比较中西公共卫生与国民死亡率的差距出发,结论必然是要效法西方。上一章提及,在1913年,全国中医界向北洋政府请愿。北洋政府的复函是这样解释的:"本部对于医学,只期学术完备,求合于世界进化之大势,然后检疫、卫生诸政,冀可推行无碍,并非于中医、西医有所歧视也。"(陈邦贤《中国医学史》,第266页)这并非纯属官方推搪。复函的思路与梁启超很相似,认为中国迫切需要建立检疫与卫生制度,必须采纳西方的医学,才能赶上世界大势。

在公共卫生建设与医学发展方面,北洋政府是有建树的。1913年11月北洋政府颁布《解剖尸体规则》,让医学院校与西医院的教研工作得以开展。1916年3月,北洋政府公布《传染病预防条例》,列出霍乱、痢疾、肠伤寒、天花、白喉和鼠疫等八种传染病为防疫目标,规定了传染病预防的措施、传染病报告等条款。1918年中国东北地区鼠疫蔓延,北洋政府筹建专职的防疫部门。1919年3月,中央防疫处在北京成立,其开展的研究工作有肠伤寒、霍乱、痢疾等病的细菌学和免疫学的研究,并供应疫苗和抗血清。(《中国医学通史简编》近代卷中医篇第6章第2节,http://www.cintcm.com/lanmu/zhongyi_lishi/jindaijuan/zhongyi/mulu/

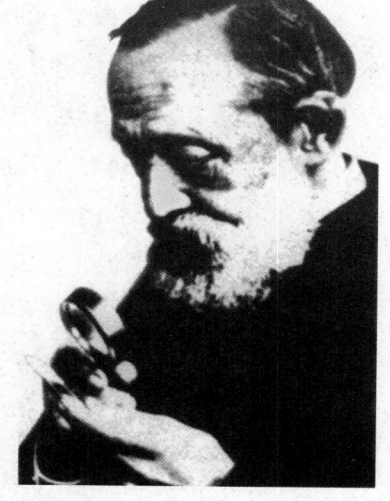

德国细胞病理学家鲁道夫·微耳和因为揭露公共卫生及医学教育上的缺陷,触怒政府而失去职位

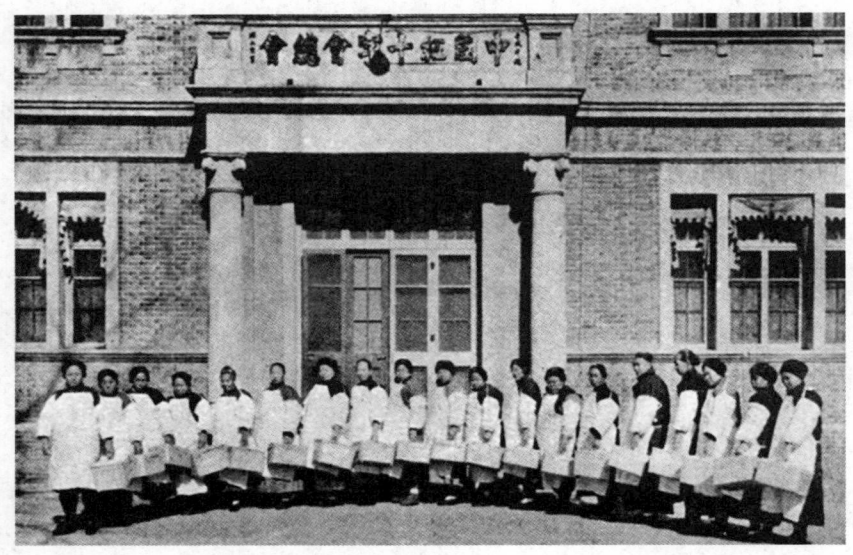

图为采用现代方法训练的医护人员，摄于 1929 年

diliuzhang2.htm；及西医篇第 3 章，http://www.cintcm.com/lanmu/zhongyi_lishi/jindaijuan/xiyi/
mulu/mulu.htm）1925 年，政府在北京协和医学院卫生科协助下试办公共
卫生事务所，集中传染病管理与教学的工作。

　　北伐结束后，南京政府在 1929 年为推行新的卫生行政，邀请
国际联盟（The League of Nations）的卫生组织考察团来华，视察十
多个城市和乡镇，提出解决中国卫生问题的计划，在 20 世纪 30 年
代，第二次世界大战前，开展了大量的卫生与防疫建设工作。（网上
《中国医学通史简编》近代卷中医篇第 2 章第 1 节，http://www.cintcm.com/lanmu/zhongyi_lishi/
jindaijuan/zhongyi/mulu/dierzhang/htm）余岩 1929 年在政府中央卫生委员会议
的提案，是以此为背景的。他的动议是"废止旧医以扫除医事卫生
之障碍案"，认为"旧医一日不除，民众思想一日不变，新医事业一
日不向上，卫生行政一日不能进展"。理由之一是"（中医学对疾病
的成因）根本不明，诊断无法，举凡调查死因，勘定病类，预防疫

病，无一能胜任"。(陈邦贤《中国医学史》，第 267 页) 余岩的论点尽管激烈，却是出于公共卫生与疾病预防的真切关注。

西方国家的公共卫生事业在 19 世纪大大改善国民健康与延长人均寿命，社会卫生和预防医学不但成为新兴的学科，更是政府立法与施政的课题。英国是最早订立法令把公共卫生与预防医学制度化的国家。早在 1842 年，英国已立法规管食水与污水的处理，1848 年成立国家与地方的公共卫生机构，1875 年立法确认公共卫生是未来 60 年施政约章的主要焦点。(*Timetables of Medicine*, p.34) 梁启超说"英国人自 1842 年变政，讲求摄生之道"，指的就是英国立法改善公共卫生，有效防疫。

在 19 世纪，公共卫生建设是全新的社会改革，前提是挑战既有的思维和制度，即使在西方，也是不无震荡和争论的。在德国，鲁道夫·微耳和（见第一章）不单是杰出的细胞病理学家，更是一位具社会良知的学者。他在 1848 年实地调查社会的悲惨情况，并发表文章揭露公共卫生及医学教育上的缺陷，触政府之怒，因而被迫辞去在柏林的职务。他的其中一宗"罪名"，只不过是要求成立国家卫生部！在法国，与微耳和同期的巴斯德在从事研究之外，设立巴斯德研究所，学生来自世界各地，学习细菌与疫苗的知识，令预防接种的技术普及，在西方成为公共卫生的必要一环。(陈邦贤《中国医学史》，第 267 页；杜聪明《中国医学史略》，第 145 页)

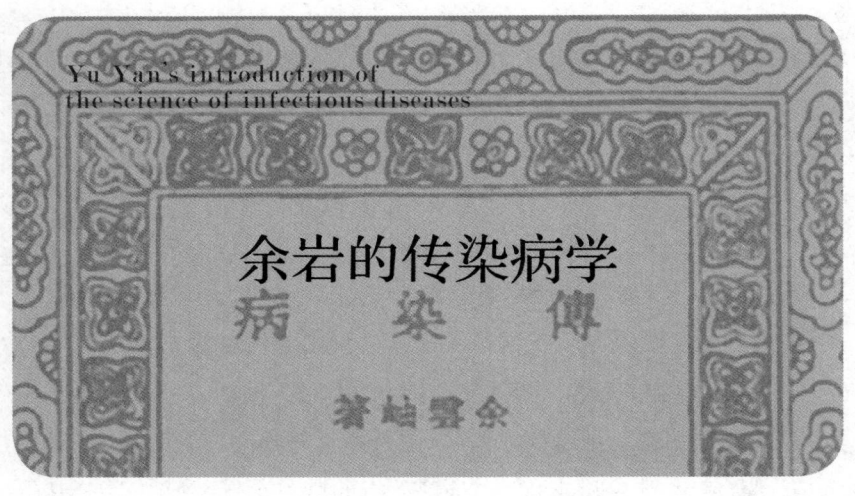

余岩的传染病学

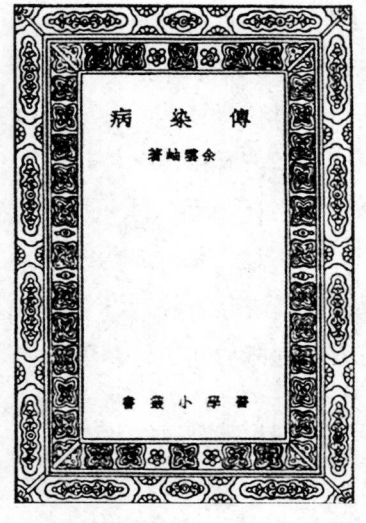

20 年代余岩独自撰写的小书《传染病》
封面，全书仅 46 页

从以上的脉络，可知余岩为人固是偏激，但不无符合社会客观需要的实学。他从日本带回国的现代知识，特别是传染病学，对当时医学发展很有贡献。

传染病学是公共卫生的基础。余岩虽然因推动废止中医的议案而留恶名于中医史，但他从日本引进的西医学却是非常扎实的。他与刘崇燕合著《传染病全书》上下两卷。卷一《赤痢篇》介绍志贺氏细菌性痢疾（Shigellosis）与痢疾（Dysentry）的防治，其中章节包含了流行疫学、细菌学诊断、病原扑灭法、赤痢预防接种法的详尽知识。在预防方面，《赤痢篇》特别强调上水道（自来食水）与下水道（阴沟）之完善至为要紧，提醒赤痢有极强的传染性，若医生误诊为下痢（一般肠胃炎），疾病即会恣意蔓延。（余岩、刘崇燕《传染病全书》卷

一《赤痢篇》；卷二《伤寒篇》，第 111 页）

此书写作严谨，纯粹依学术立论，即使以现今的标准看，也是高水平的著作。例如，书中引述日本接种预防赤痢，对照比较地区接种者与不接种者死亡率，是 6.2% 与 26.5% 之比，但余岩并不因此夸耀防疫注射的功效，反而指出 6.2% 死亡率显示接种法并不是完全有效。这里有实事求是的学术态度。（余岩、刘崇燕《传染病全书》卷一《赤痢篇》，第 113—115 页）

在此可顺带一提：日本在明治维新前一年以民间捐款建设了"种痘所"，这比前述的广州"十三洋行"支持在中国推广种牛痘还迟了数十年。但这些"种痘所"在日本却成为西医的学术研究中心，再一变而成西医学校，简称"医学所"。（杜聪明《中国医学史略》，第 456 页）余岩《赤痢篇》的资料很可能便是源于"种痘所"的研究。他归国后力辟中医，视野亦是来自日本维新后的西医发展经验。

《赤痢篇》有余岩的自序。在序言中，余岩借《伤寒论》序中张仲景自述的宗族瘟疫，来说明微生物传染的可信性。"予考仲景之论，大都为热性病，而发病之热者，多为炎症，而发炎之源，多在微生物。有微生物，斯能传染，甲乙相传，数其病相似……仲景谓宗族二百余，犹未十稔（不到十年），而死者三分之二，伤寒十居其七，此岂非其病多相似耶？"为什么张仲景宗族的病况相似？余岩以此说明伤寒正因为是同一种病菌在人群中的互相传染，病情才会相似。在这里余岩是有意识地认同张仲景《伤寒论》的中医传染病学传统。

在另一篇文章《箴病人》里，余岩以浅白语言向一般百姓讲述现代西方医学的进步，十分平实，并无攻击中医的意气用事。他说现代"卫生之道……以清洁为要"。中国人向来"不重预防"，须改变认知。（余岩《医学革命论选》，第 135 页）文章里面有一节介绍了自来水系统为何比河水、井水等自然水安全；排泄污物应设有常道（sewage system）等。同书有《六气论》一文，说明为何非得批判中医理论不可，因为"风寒暑湿燥火"这种六气致病的模糊理论"中人最深"，不单老百姓，连知识分子都安于这一套语言，对推行公共卫生是障碍："六气之说不明，则社会对于病之观念，永无了解之期；而卫生养病之事，往往操背驰之行动，罹意外之危险，亦国民仁寿之一大障碍物也。"（余岩《医学革命论选》，第143页）

由此可见，即使在激烈的中西医学斗争时期，仍有合理的讨论层次。公共卫生和传染病学是医学现代化的重要焦点。很可惜，由于余岩急于立新，企图把中医连根拔起，触发了中医对存亡危机的抗争。更由于废止中医的威胁延绵弥漫整整20年，令有意义的中国医学现代化问题不能合理地讨论。

从时代思潮的角度看，北洋政府的汪大燮、国民政府时期的余岩相继提出废弃中医传统，不可以视为只是个别人士的激进。这时期，西医院、西医学校既已在中国扎根，科学的医学理论已显现优势；以西医传染病学为基础的公共卫生制度，有效地防治疾病，不能不引进仿效。即使没有汪大燮和余岩这些针对中医的"反派"人物，当科举取士的制度崩溃、新学校和留学生带动新文化及废旧立新的思潮弥漫时，中医的经典权威再不是理所当然的。中医学是国粹，但国粹也不再有恒存的必然认受性（legitimacy）。对此，昂斯丘尔德比身在局中的中国人看得更真切。他指出，在任何社会，一种医疗方法体系（healing system）的强弱不仅是系于它本身的客观疗效；同样重要的是社会政治群体的理念，是否容纳这种医疗方法体系背后的世界观。他问：当儒家经学和大清皇朝崩陷，中医学的难题是：如何树立新的意识形态层面的认受性？（P. Unschuld, *Medicine in China—a History of Ideas*, p.249）

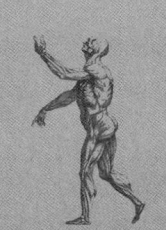

恽铁樵与张锡纯的会通试验

金匱要畧方論卷下　　仲景全書二十六

漢　長沙守　張　機仲景述

晉　太醫令　王叔和　集

宋　尚書司封郎中林億詮次

明　虞山人　趙開美　校刻

婦人妊娠病脉證并治第二十

證三條　方八首

師曰婦人得平脉陰脉小弱其人渴不能食無寒
熱名妊娠桂枝湯主之方見於法六十日當有此
證設有醫治逆者卻一月加吐下者則絶之

傷寒論卷第一　　仲景全書第七

　　　　　　　　　　　明　趙開美校刻

　　　　　　　　　　　宋　林億校正

辨脉法第一　　平脉法第二

　　　　　明　趙開美校刻

　　　　　宋　沈琳仝校

辨脉法第一

問曰脉有陰陽何謂也答曰凡脉大浮數動滑此
名陽也脉沈濇弱弦微此名陰也凡陰病見陽脉
者生陽病見陰脉者死

当余岩在 1916 年发表的《灵素商兑》攻击中医阴阳五行经脉学说时，中医界普遍对西医学缺乏深刻认识，可以说是反驳乏力。较有力的辩解是由恽铁樵（1878—1935）提出的。

恽铁樵曾与余岩在上海商务印书馆共事。余岩在 1916 年从日本回国后在商务印书馆主理西医学译著的出版。恽铁樵则是 1911 年至 1919 年在商务任编译员。（赵洪钧《近代中西医论争史》，第 181—182 页）

商务印书馆在此时期出版很多西方医学译著，恽铁樵显然因而得以博览涉猎。他 38 岁才开始学中医，离开商务之后行医为业，兼在上海各中医学校任教研工作。1922 年，恽铁樵著作《群经见智录》，回应了余岩对中医学的攻击，但秉持学术态度，既不作个人攻击，也不是一味地为传统辩护。

Yun Tieqiao's attempt to harmonize
Chinese medicine and
Western Medicine concepts

恽铁樵调和中西

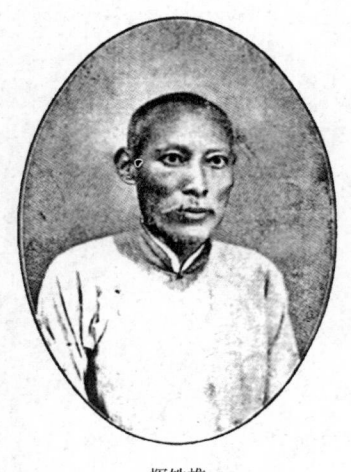

恽铁樵

《群经见智录》只有 4 万字，对中医理论的贡献，却超越了一时一地的论争。其中提出"《内经》之五脏非（解剖学）血肉的五脏"，便开启了一片空间，让后来的中医专家们脱开"脏腑解剖是否有误"的纠缠，发展临床有用的"脏象（藏象）学说"。（见本书第八章）

恽铁樵的立论以护卫中医理论为主，却并不囿守传统观点，反而汲取西医生理学，为中医提出可与西医相通的理论，反映了他会通的学术思路。

在《伤寒论辑义》第五卷，恽铁樵借西医对人体体温调节的认识，诠释中医"卫气"的作用。中医学自《内经》已有"营气""卫气"的生理概念。"营气"是血脉内流行的具营养作用之气，比较易明白。对"卫气"的描述是"卫行脉外"，（《灵枢·营卫生会》）"卫者，水谷之悍气也"。（《素问·痹论》）悍气是"悍卫身体之气"。悍卫身体之气而又行于脉外，这到底是什么？

张仲景《伤寒论》论述外感伤寒的表现，说："太阳病，或已发热，或未发热，必恶寒。体痛，呕逆，阴阳俱紧者，名为伤寒。"（《伤寒论》卷二）未发热者怕冷恶寒，后世一般的注解是"寒（邪）伤营""风（邪）伤卫"，意思是寒邪入于血脉（营在脉内），令"营气"阻滞；风邪则干扰肌肤（卫分），"郁蒸而致发热"。恽铁樵不满意"风伤卫"的解释，"卫气"就是肌肤，肌肤自己怎会"郁蒸"？如果"卫分"不同肌肤，风邪又如何从肌肤跑到卫分？他指出这是"随意捏造，信口开河，越说越不明白"。

恽铁樵借用现代生理学知识，说"卫气"是"躯体对于寒暖之抵抗力"。他认为，所谓"卫行脉外"并不是说在血液循环之外另有卫气流行通道，卫气只是散发至肌肤表层的热气，也就是体温。（恽铁樵《伤寒论辑义》卷一，第6页）

恽铁樵进一步解说道："肢体官能有反射作用，肌肉神经有反射作用，营卫亦有反射作用。""卫气者所以保护营血，其目的在维持血行之平均，故无论冬夏，健体之温度，常不过三十七度。此其常也。"现在我们知道，体温调节的元素：体表血管扩张或收缩、发汗与否，是自主神经的作用。患病发热前血管收缩、寒战，与人遇风寒的反应相似。

恽铁樵用西医概念注释《伤寒论》，并不是借西医学来证明《伤寒论》《内经》的科学性，而似乎是想借新注《伤寒论》，向读者介绍西医学理。虽然医学史叙述中恽铁樵好像在与余岩笔战，但恽铁樵的识见并不在这个争辩的层次："今日而言（中）医学改革，苟非与西洋医学相周旋，更无第二途径。"（赵洪钧《近代中西医论争史》，第133页）想改良中医，只能引进现代医学知识，与西医学正面周旋，有争论也不必回避。这种胸襟，在当时的中医界很少见。

恽铁樵热心传授具现代视野的中医学，曾在1925年与国学大师

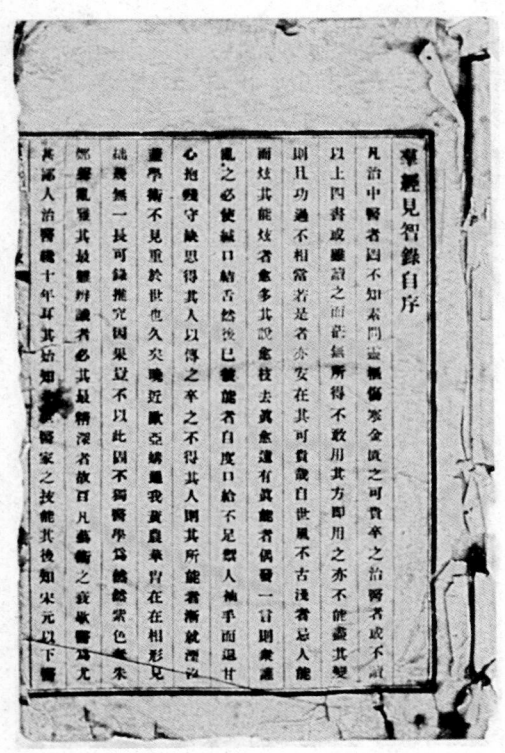

恽铁樵著《群经见智录》，对中医理论的贡献超越了一时一地的论争

章太炎等在上海创办中国通函教授学社，讲义有《伤寒论辑义》《内经讲义》等 20 种。1933 年，他主编《铁樵医学》月刊，内设学员课艺问答等专栏。中医函授课程受业者遍及全国，有 600 多人，在中医教育史上是里程碑。（《中国医学通史简编》近代卷中医篇第 6 章第 4 节，http://www. cintcm. com/lanmu/zhongyi_lishi/jindaijuan/zhongyi/mulu/diliuzhang4.htm；引自吴厚新《近代中医学家恽铁樵研究》，《中医研究院医史文献研究 88 级硕士研究生学位论文》，1991，第 17 页）

　　《群经见智录》《伤寒论辑义》出版的时期，正值轰动中国学术界的"科学与玄学论战"（1923 年开始）。在科学方法之外有无其他可信的学术？尖锐的问题随着"科学化"浪潮汹涌而至，令中医如芒在背（见下章）。"中医科学化"牵动现实"存亡"的忧惧，其中

当中医遇上西医

88

的激烈与意气比"科玄论战"更厉害。恽铁樵的弟子陆渊雷在1928年发表《西医界的奴隶派》，痛斥余岩之流是"日本医学的儿子，只能算是西洋医学的孙子"。他讥讽西医面对传染病，不是推搪"诊断未确无从施行根治"，便是说"尚未发现特效药"，费尽气力验血种菌，有办法医治的病却很少。（赵洪钧《近代中西医论争史》，第89、133页）

"中医科学化"思潮，由20世纪30年代初一直延绵至50年代。奇怪的是，陆渊雷在他的老师恽铁樵去世（1935）前后，改弦易辙，变成"中医科学化"的先锋。（赵洪钧，同上书，第207页）他苦心地说："国医所以欲科学化，并非逐潮流，趋时髦也。国医有实效，而科学是实理，天下无不合实理之实效，而国医之理论乃不合实理。"（陆渊雷《生理补正·绪言》，引述于李经纬《西学东渐与中国近代医学思潮》，第122页）他提出以西医学作为参照，用科学方法研究中医，从而肯定了中药疗效。（《中国医学通史简编》近代卷中医篇第5章第3节，http://www.cintcm.com/lanmu/zhongyi_lishi/jindaijuan/zhongyi/mulu/diwuzhang3. htm）

现实是在医学治疗中，不管背后的理论错误与否，依然可以是有实效的。本草药物有相当疗效，中外都有传统，其理论不是一定有"实理"。陆渊雷的意思是：不弄清真实的机理，只有疗效，也会被攻击。勉强捍卫传统的理论行不通，反会成为中医被攻击的弱点。他说《内经》《难经》的理论"多出于古人之悬揣，不合生理、解剖、病理，尊奉之以为（中）医学之根柢，自招物议，引起废止中医之危机，此大不智也"。（李经纬《西学东渐与中国近代医学思潮》，第123页）

陆氏洞悉现实形势，明白了中医传统理论确有弱点，在科学思潮高涨的时代只会被视为玄虚失实，这会危及整体的中医学的发展。然而主流中医界对"中医科学化"的提法充满疑虑，深惧"中医不科学是要被废的，即（使）科学化亦（会）被废"，因为"科学化"意味着被西方医学同化。（赵洪钧，同上书，第245页）

Zhang Xichun:
harnessing medical knowledge
in both worlds

肺六葉兩
耳凡八葉
肺

张锡纯：以医视医

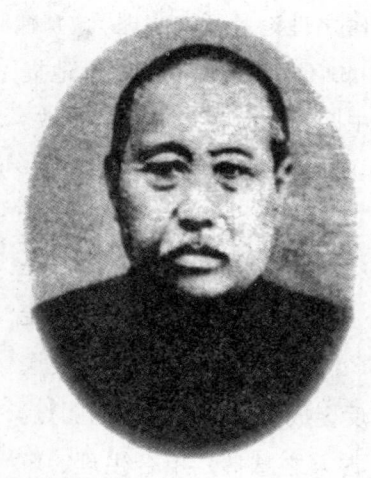

多被评为"中西会通派"的张锡纯，笔者认为他的贡献超乎派别

陆渊雷和恽铁樵是希望借现代生物医学之"理"，改良中医学说及重新演绎。五行脏腑经络学说是中医自我认同（selfidentity）的核心。即使到了20世纪下半叶，现代学者依然摆脱不了保卫或重新诠释五行脏腑经络的理论思路。一些学者宏观地、整体地以现代科学的理论比拟五行学说（例如："五行学说是朴素的控制论、系统论"，"脏象学说是信息论"等）；另一些学者用实验方法在微观上寻找脏腑经络物质基础，即所谓"实质研究"。（见本书第八章）他们以为，先立乎其大，树立了大道理，纲举目张，中医学理论在现代就有立足点。

中医在自辩时多未觉察："科学"对中医的真正挑战并不是动摇五行脏腑经络理论。中医学能否有效率地汲取西方医学与科学，成为自己的养分，是它在现代能否开拓新貌的关键。中西医学的会通，始终要通过试验，才能找出临床上有价值的东西。在 20 世纪初，中医界沸扬的惊呼声中，河北医家张锡纯（1860—1933）"衷中参西"，潜心临床，是一个特具意义的人物。

张锡纯的医学经验载于《医学衷中参西录》。这最初是以期刊形式出版；从 1918 年至 1934 年共七期，每一期都再版不止一次。这正逢中西医争论的时期，"中医科学化"的争议极度两极化，加上炽烈的中医存亡斗争，令张锡纯务实的折中医学不能在当时产生较大的学术影响，实属可惜。

《医学衷中参西录》的医学贡献至今尚未被充分研究及评价。它是超前于时代的作品，全面评价不易，一般的颂扬当然是不乏的。第一期有张锡纯的同乡张慎作序，其中说："吾愿览斯编者，不以医视医，而以经术视医。"张慎认为："以经术视医"便是最高的荣誉。在中国学术传统中，医术只是"方技"之类。《内经》等巨著才可列为"经"。张慎说张锡纯"于中西方书，搜阅极博，而生平得力，实在乎《本（草）经》《内经》"。"方智圆神，于以见医学精华之流露，即以见六经精华之流露也。"把《医学衷中参西录》与六经并称，便是最尊崇的评价。

现实却是，传统经学的尊崇地位在此时期正在消逝。"以经术视医"是错误的颂赞。相反，张锡纯医学的可贵之处，在于他不理会传统经学神圣与否，也不管中西医学在理论上什么是"体"什么是"用"，而是专心临床，这才是"以医视医"的精神！张锡纯 30 岁之后才接触西医学，著作《医学衷中参西录》时已 50 多岁。在纷攘的中西医论争中，不受各阵营的剧辩左右，始终潜心学术钻研，学术上的定力非常难能可贵。如下一节所述，他能真正进入西医临床医药堂奥，"以医视医"，比"以经术视医"更难能可贵。

《医学衷中参西录》第六期有李重儒序："且自西法输入以来，中西医士恒相龃龉，而先生独博采兼收，举中医之理想，西医之实验，以互相发明。凡医理深奥之处，莫不昭然若揭。如此会通中西，先生以前未有也。是以医学志报，有称先生为医学革命家，当为医学开新纪元者，洵不误也。"颂扬张锡纯为开创新文化的"医学革命家"，与张慎的评价为"六经精华之流露"完全相反。

近代医学史多把张锡纯列为"中西会通派"。医学史家李经纬更指张锡纯有"国粹主义"倾向，认为他主要还是以中医之理包括西医之理。（李经纬《西学东渐与中国近代医学思潮》，第142页）赵洪钧反对按照赞成或反对中西会通的立场把他归类，认为他的贡献超乎派别，称许张锡纯为"实验派大师"。（赵洪钧《近代中西医论争史》，第197页）依《医学衷中参西录》所显露的医学识见，我认为赵洪钧的评价比较得当。

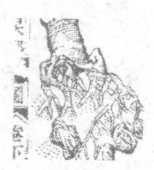

Medicine at bedside modifying
Chinese and introducing
Western Medicine

紧贴临床衷中参西

　　《医学衷中参西录》的内容不容易归类，当中大半是医案，取意与西医学的医案研究（case study）相仿。张锡纯的选材，是有说明自己的医药心得与发明的用意，但并不标举个人医学的主张，十分细致和具体地描述临床所见，力求客观，富有现代的学术风格，这与金元四家刻意树立个人学说相反。

　　张锡纯最为人乐知的案例，是总结以阿司匹林（aspirin）结合健脾滋阴中药医治肺结核（《医学衷中参西录》上册，第19—21页）。他观察到：中国人体质不需用西医书所载的大分量阿司匹林，已可发汗生效；肺结核病者由于体虚，尤其受不了大量发汗，故需辅以中药调理；他也注意到，不属于结核的发热病，服用阿司匹林特别易见效。"阿司匹林结合健脾滋阴中药医治肺结核案例"因为是率先介绍中西药并用的机理，故被津津乐道。现今以健脾滋阴一类中药调理化疗后的癌症病人，也便是这条思路。

　　重要的其实是张锡纯对病情与药性互动的原创观察。《医学衷中参西录》载有他对中药药性的实践报告，亦有详尽的西药化学总览，后者相信是对西医当时的药性研讨会（Drug Forumlary）报告的编译。此外，亦有散篇谈论中西医学异同，重点多在可相通之处，特

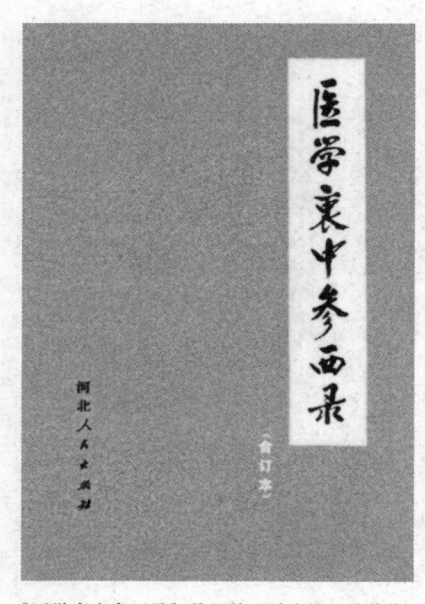

《医学衷中参西录》是超前于时代的医学著作，至今尚未被充分研究及评价

别多讨论大脑的功能，如《人身神明诠》等。

张锡纯的医学并不自我限定在中西药并用的框框里。在医案中，有一些纯以中医医理解决难题，另一些则大量采取西医病名病理，完全依临床需要，不拘一格。这里举数例有代表性的：

——治30岁女士长期惊悸不寐证一例，这是纯以阴虚心热等中医辨证方法，不杂以西医病症概念。（下册，第92页）

——治38岁男子痛风兼脑充血证一例，这个案里采用西医病症（"脑充血"）诊断，以先治脑充血为急务，另以蜈蚣治痛风。（下册，第93页）病是西医的诊断，而兼用中药医治。在第五期三卷详论脑充血的原因及治法，也相类。（中册，第267—273页）

——治32岁男子冬季小便不通证一例，经西医医院以"橡皮引溺管"（urinary catheterization）医治，初有效，后来不灵，而下焦（hypogastrium）疼且凉，以温热药通之。（下册，第89—90页）另一篇详说以银管导尿的方法（上册，第90—91页）这是采用西医的导尿技法加中药医治。小便不通的诊断无分中西。

——治急性脑膜炎兼温病8岁男童一例，已半昏迷，以清实热中药方治。（下册，第129页）急性脑膜炎是西医的诊断，"温病"是中医诊断，用中药治实热是通过"辨证"的。

——前面所说阿司匹林结合健脾滋阴中药医治肺结核一例

是以中医的"药性"观点看病人对阿司匹林的出汗反应，视阿司匹林为药性寒削，故以滋阴中药调和，这与现代用中药减轻西医化疗的思路相同。（上册，第19—21页）

　　从这些例子综观《医学衷中参西录》的医学是以临床经验与观察为依归，多用中医药，但不拘泥于古人医经。张锡纯根据临床新观察所得订正了一些传统的药性分类。对中西医学诊治观念也不拘一格，在解剖学，张锡纯确信西医的脑科知识详尽而有临床价值，毫不犹豫地采纳脑膜炎、脑充血等新概念，全不理会"心主神明"的旧说。这种眼光是走在时代前面的（参见本书第三章提及现代中医陈士奎对开展中医脑科的呼吁）。对新传入的西药，张锡纯亦能尊重西药学本身的化学药理语言，而辅之以中医"辨证"观点描述西药（如阿司匹林的药性是寒凉，体虚慎用），提示了中西药有机互补的全新思路。后者可以视为"西药中医化"的先河。此一思路在今天仍未被充分探索。

　　张锡纯的临床眼光锐利，论理平实，著作客观，凡有创见必以实践为依据，"以医视医"，既不刻意保卫传统，亦不侈言全盘新造，在学术精神与医术创新两方面都可作典范。他的医学识见与清末的王清任有共同点：并不惧怕新传入的西医学威胁，自信地撷取它的成果，以实践新医道。两人著作中的治则和汤方，今天仍有实用与研究价值。张锡纯的临床思维更是尚待开发。

『科学共同体』通向现代

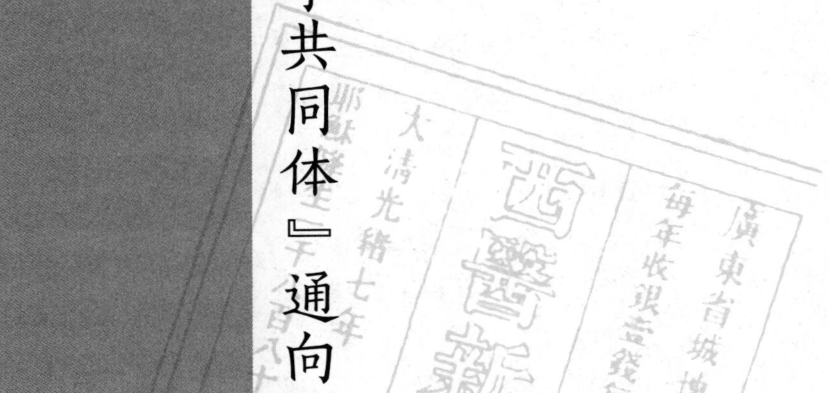

广東省城博濟醫局刊
每年收銀壹錢每本收銀

大清光緒七年

西醫新報

第

論止瘟疫傳染之法
論西醫公會聚集之益
眼球各肌肉功用略說
西國用藥撮要畧述
胎產奇症畧述
論膈痔誤藥肛門生瘡
解熱藥方　生髮藥方
風濕藥方　治頸癰方
論戒鴉片煙退癮
西國耳症藥屑攷
西醫眼科告白

恽铁樵著作《群经见智录》《伤寒论辑义》，张锡纯出版《医学衷中参西录》，此时正值各门现代科学在中国扎根的初期。这时知识界对"科学"的向往很单纯，渴求利用科学得到客观实用的自然知识，更有不少人认为，科学是一切客观知识的来源。地质学家丁文江说："我相信不用科学方法所得的结论都不是知识。在知识界内，科学方法是万能的。"（段治文《中国现代科学文化的兴起1919—1936》，第166页）

1923年令知识界轰动的"科学与玄学论战"是由丁文江与张君劢的辩论掀起的，是五四新文化运动的高潮。丁文江是中国第一代科学家，张君劢则是从哲学与人文的立场抗辩。当这场论战结束时，双方阵营的文章结集出版，达25万字。（郭颖颐著、雷颐译《中国现代思想中的唯科学主义（1900—1950）》，第109页）

"科学"阵营拥护的是法国哲学家孔德（Auguste Comte，1798-1857）的实证主义（positivism）。孔德实证主义哲学对五四时期胡适、丁文江等人有重要的影响。孔德将人类精神的发展概括为依次递进的三个阶段：神学阶段（虚构的认识）、形而上学阶段（抽象的思辨）及科学阶段（实证的知识）。可靠的知识最终只能由实证科学方法获取。（杨国荣《科学主义：演进与超越》，第四、第八章）这可说是一种"知识进化论"。

这场论战的主题是"科学的人生观"，本来并不涉中西医的论争。但依照丁文江等人的观点，"科学"是万能的知识来源；胡适也把自然科学视为最稳固的知识典范，赞同学术（历史等学科）科学化。（笔者按：胡适晚年的看法是中国从宋代朱熹以下八百年也有怀疑思想和佐证的学问。清代注重考据，是"三百年的科学的书本学问"，见于胡氏在1959年在夏威夷东西哲学家会议发表的《中国哲学里的科学精神与方法》。）"知识进化""人文学科科学化"的潮流大势如此，则中医学也不能自外于"新文化"的冲击。

科学共同体在中国的建立

　　"科学"一词大约是 1898 年戊戌政变之后才从日本传入中国的。（段治文《中国现代科学文化的兴起 1919—1936》，第 61 页）在此之前，西方科学被称为"格致学"。洋务运动时期，近代数学、植物学、地质学已有传入，中国第一种科学技术期刊名为《格致汇编》。

　　严复译介西学，推崇归纳法（Deductive method），说是"格致真术"。之后不久，严复便采用了"科学"的译名。他深刻了解科学方法中实验的力量，说三百年来科学的发现，经得起时间考验，极不可动摇，"非必理想之过于古人也，亦严于印证之故也"。（段治文，同上书，第 52—53 页）

　　1914 年，一批留美学生（主要是哈佛和康奈尔大学）赵元任、杨铨（杏佛）、任鸿隽、胡适等，在美国伊萨卡城（lthaca）成立中国科学社，出版《科学》杂志，杨铨主编。五四运动前夕，科学社的总部从美国迁回南京，后迁上海，迅即扩大活动规模，并在北京、广州等地设分社。1919 年，中国科学社的成员已有科学家 604 人，分别在十多门学科中工作，包括医药 32 人。（段治文，同上书，第 29—30 页）

　　随着中国科学社等学会的成立，科学家社群正式在中国出现。这是近代学术体制的重要标志。学会建立后，现代科学事业的推动就有了正式的学术社群来承担。段治文指出，中国科学社是中国出现的第一个

"科学共同体"。"共同体"的意思是：科学家社群共同的事业是生产科学知识，而知识是跨国的人类共享的财产。（段治文《中国现代科学文化的兴起 1919—1936》，第 29—30 页）

丁文江、任鸿隽都是中国第一代专业的科学家。中国科学家的学术社群至此初步成形，而梁启超、严复等为了救国新民而引进西学的文人，其启蒙者角色也逐渐被这些新兴的专业科学家所取代。大多数第一、二代科学家默然从事学术耕耘，像余岩和丁文江那样高调掀动论争的医家

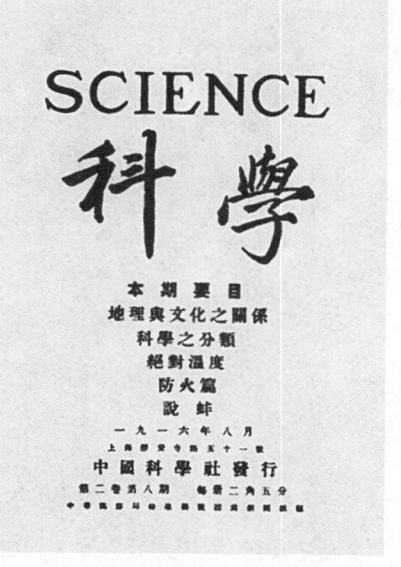

由一批留美学生成立的中国科学社标志着科学家社群在中国的正式出现。图为中国科学社出版的《科学》杂志

与科学家只是极少数。现代科学在中国土地生根，成为建制，这对传统学术包括中医学的实质影响，比意气激昂的论争更是深远。

学会是科学社群的初步建制化；大学制度改革进一步令各门科学的传授、研究、发展得以长期地专业化。（段治文，同上书，第 168 页）传统科举考试既已被废除（1905），新的教育学制遂在 1922 年建立，全盘采用美式"六、三、三、四"模式。中学和大学的科目，集中在专业的科学教育和研究，至于文史诗词，主要是作为读与写的训练工具。（段治文，同上书，第 161 页）在现代教育体制里，科学专业得以长期发展，比"学会"的建立是更具关键性的一大步。现代教学与科研，不单负责生产和传承知识，"科学共同体"所传承的，更根本来说是科学方法、思维模式和判准知识可信性的尺度。教育制度与课程改革之后，西方的近代知识与科学方法几乎全盘取代了传统的经史词章为本的知识体系。中国的学术进入了"后经学时代"。

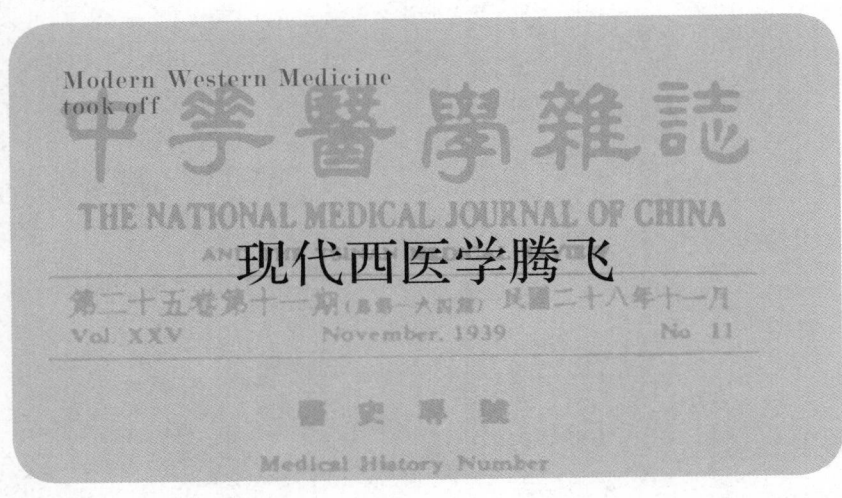

现代西医学腾飞

与自然科学一样，西医的学科建设也迅速在中国开展。(《中国医学通史简编》近代卷西医篇第3章，http://www.cintcm.com/lanmu/zhongyi-lishi/jindaijuan/xiyi/mulu/mulu.htm）其重要的标志有：

——1922年，北平协和医学院成立了中国实验生物医学会北平分会。

——1922年，北平的中外解剖学家及有关学科专家成立了中国解剖学和人类学会。

——1920年之后，广州的公共卫生及预防疾病运动全面开展，广州博济医院首设公共卫生科。(近代卷中医篇第1章第1节)。

——1933年10月，上海雷氏德研究所召集病理工作者，成立中国病理学会。同年，黄曼欧主编《病理学总论》出版，是中国出版的第一部病理学参考书。

中华医学会在1915年成立，是中国的第一个西医学会。之后，由中华医学会分出中华生理学会、儿科学会等。中华医学会自1915年11月出版《中华医学杂志》，至今不辍。中华医学会的前十届会长都是留学英美的西医，而第一、二任会长对中医取态慎重。至1926年，第六任会长刘瑞恒出任卫生部副部长，依从余岩动议提倡废止中医。余岩并在1934至1939年主编《中华医学杂志》，令中华医学会一度介入中西医在现实政治中的斗争。（赵洪钧《近代中西医论争史》，第97页）

西医与科学家社群的兴起，得力于现代科学与医学研究在此时期的加速发展。20世纪的上半叶，西方现代各门生物科学与医学研究腾飞，在生理学、病理学、免疫学、遗传学及生物化学方面，都有重大的创建与突破。重要的是科学研究开始贴近临床医学，可应用性很强。自然科学的研究与临床医学相结合，令"科学医学"（scientific medicine）真正发挥治疗实效。几个明显的例子可以说明在"科学医学"的背后，实验室的科学研究如何成为临床医学的巨大动力：

——19世纪末微生物学研究兴起，至20年代，已能培养病毒进行研究，揭开传染病学的新一章。

——1900年澳洲免疫学家兰德茨坦纳（Landsteiner）研究红细胞的抗原性，分为A、B、AB、O型，临床输血因而变得可行。

——20世纪20年代J. B. 墨菲（J. B. Murphy）研究出淋巴细胞在组织移植排斥现象的角色，启导了日

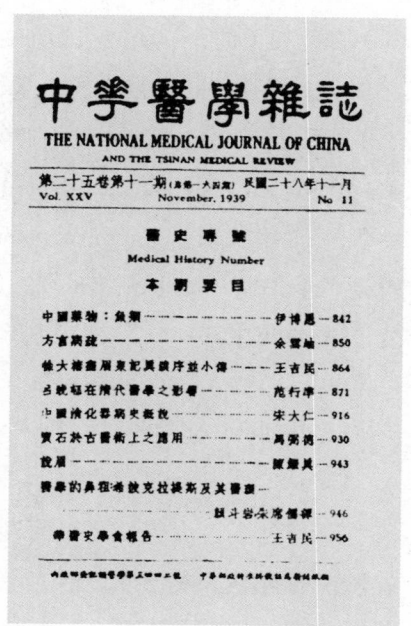

20世纪二三十年代一度主张废止中医的《中华医学杂志》，创刊于1915年

后的移植医术。

——在生理学，1902 年发现胃酸刺激胰脏分泌消化酵素的机理。

——在生物化学，1922 年 F. 班廷（F. Banting）与 C. H. 贝斯特（C. H. Best）析解出胰岛素，令糖尿病的治疗获得突破。

——有机化学崛兴，人类性激素的分子结构在 1923 年至 1936 年开始进行研究，至 1938 年化学家已能人工合成雌激素 Stilboesterol，预告了避孕药纪元的诞生。

[参见 W. F. Bynum & R. Porter（ed），*Encyclopaedia of the History of Medicine*, Chapters 7–10；冯显威、刘进荣、安丰生，樊嘉禄《人文社会医学导论》，第三章]

在 20 世纪上半叶，西方医学的新发明可能超越了之前两个世纪的总和。相关的科学研究飞快加速，背后的力量固然是智性的科学方法和实验精神，同样重要的是学科建设。在 20 世纪，美国医学得益于她的科学研究的猛进，渐渐取代欧洲医学成为科学医学的先锋与领袖。坎农（W. B. Cannon，1871–1945）倡导把病理学知识与临床诊治观察作相关对照（clinical-pathological correlation）。20 世纪初，理查德·卡伯特（Richard Cabot，1868–1939）在马萨诸塞州的普通医院（General Hospital）创立了临床病理学联合会（Clinical-Pathological Conference，CPC）的研讨格式，至今仍是西医的学术范式。[R. C. Maulitz, "The Pathological Tradition," in W. F. Bynum & R.Porter（ed.），*Encyclopaedia of the History of Medicine*, p. 187]

相形之下，中医学知识的发展速度迟缓，常是陷于在对传统固有学说的自辩甚或自说自话当中。更糟的是，中医界忙于为存亡问题纷争奔走，似乎并不真正察觉西医学与相关的学科在中国建树了全新的学术天地。

中医的学术建设滞后

然而，中医的学术社群在 20 世纪初也不是没有建设的。中医比西医更早成立多个医学会，但力量分散而未能团结专注。周雪樵在 1905 年成立中国医学会，1907 年改组扩大，成为中医互通声气的媒体。改组后，上海名医蔡小香任会长，副会长是丁福保。（赵洪钧《近代中西医论争史》，第 79—80 页）

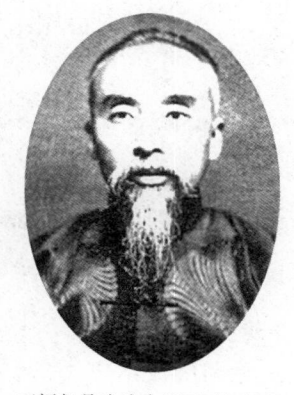

丁福保是晚清介绍西医知识最有力的人，曾被委任为医学专员前往日本考察，回国后翻译与出版西医书共 68 种

丁福保（1874—1952）是一位颇为独特的人物。他早年因患病而买医书自学，因而通中医，后来跟从江南制造局赵元益从事翻译工作，开始接触西医学。1901 年丁氏入东吴大学学习，1903 年到京师大学堂讲授生理卫生学。1909 年，清政府在各地举行医士特考，丁福保考获第一名，同年被委任为医学专员，往日本考察。回国后在上海翻译医书和行医，成为清末民初介绍西医知识最有力的人。（熊月之《西学东渐与晚清社会》，第 646 页；赵洪钧《近代中西医论争史》，第 83 页）

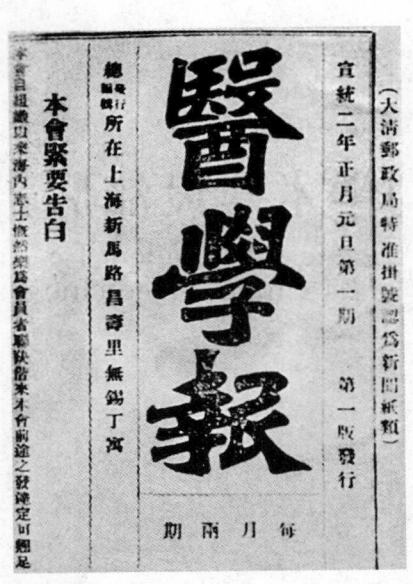

《医学报》早于 1904 年创刊，由蔡小香等任编辑，至 1910 年停刊，故未能为中医的学术发展发挥更大的影响

由丁福保翻译与出版的西医书共 68 种，这几乎是清代所有传教士译著的医书数量的总和。（熊月之《西学东渐与晚清社会》，第 646 页）他一生中行医时间不多，但对中西医学界交流扮演活跃角色。（李经纬《西学东渐与中国近代医学思潮》，第 142 页）1935 年，他联合了上海一些开明的中西医，成立了中西医药研究会，这是中国第一次有中西医合组学社交流。（任免之《现代中医史拾遗》，《大大月报》卷 11，1975 年 9 月，第 63 页）

中国医学会在 1907 年改组后仅两年即告分裂，原因是蔡小香与丁福保对如何改良中医及如何评价中西医观点各异，结果因《医学报》的编辑人事纷争而决裂，丁福保一派退会，中国医学会亦在辛亥革命之前消失。丁福保的主张是彻底改革中医，在《内科学举要序》中他说："吾国旧时医籍，大都言阴阳气化，五行五味生克之理，迷乱恍惚，如蜃楼海市，不可测绘……越入越深，而越不可出。"（陈邦贤《中国医学史》，第 259 页）

他直言五行学说越入越深，对中医的改良无益。他痛切地说："西人东渐，侵及医林，是四千年以来未有之奇变。而此时坊间之医，捧住通行陋本和几首药方歌诀，不知他人之长，犹如醉睡的猪羊睡在薪火之上，不数十年，医界国粹，亦不复保存矣，宁不悲欤？"（陈邦贤，同上书，第 257 页）

这是从关切中医学出发，与余岩之攻击中医五行学说不同，思路似梁启超等。这可能是中国近代第一次有中医家真切觉察到：以

现代科学知识的高速发展与中医现状的反差之巨，中医学的存亡危机是内在的学术问题，并不只是由于政治上受压迫而已。

然而，在此时期像丁福保这种对西方科学态势有真切认知的论者不多，一般的"科学化"争论大多流于笼统，并无开拓新局面的意义。

"中医科学化"的争论在20世纪有近似周期性的起落，每隔一段时期又热烈争论一回，甚至在中华人民共和国建国后仍不断发生。国家卫生部贺诚、王斌等曾尝试推行"中医科学化"的

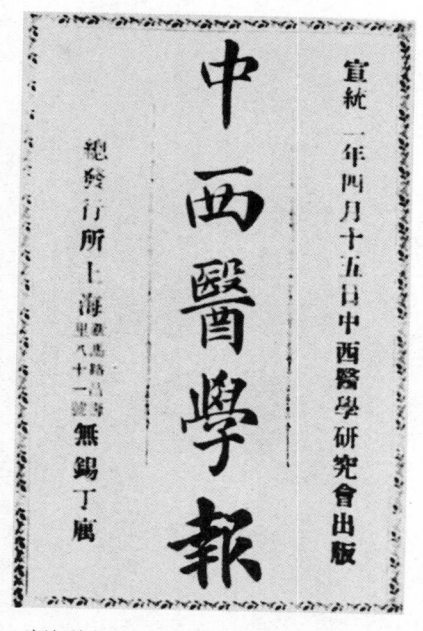

丁福保曾主编 1910 年在上海创刊的《中西医学报》，并联合开明的中西医，成立研究社，在中西医学界交流中成为活跃角色

政策，并在 1951 年至 1952 年颁布规定：中医执业者必须重新学习解剖、生理、病理、药理、细菌学等课程，通过考试，才可行医。这背后的思路，与日本明治维新时期通过规定强制改造汉医的思路相同，连考试的科目范围也几乎一样。（李致重《中医学必将走出悖论的困扰》，载"中医之魂"网站文章，http://zyzh.y365.com/wen/beilun.htm）中医是否只"有技术而无科学"，又引起一场大争论。王斌等的政策建议最后被撤回。

20 世纪，现代科学的共同体在中国成形，而传统的中医学始终未能探索怎样才能与现代科学知识接轨。这不是政治斗争的问题，也不是政府政策是否保护中医的问题。真正要解决的问题是：中医学要不要融入现代科学的共同体，成为它的一分子？"中医科学化"是不是一个出路？不"科学化"，又有什么出路？

Clinical Acupuncture
Scientific Basis

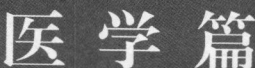

医学篇

With Contributions by
B. M. Berman
S. Birch
C. M. Cassidy
Z. H. Cho
J. Ezzo
R. Hammerschlag
J. S. Han
L. Lao
T. Oleson
B. Pomeranz
C. Shang
G. Stux
C. Takeshige

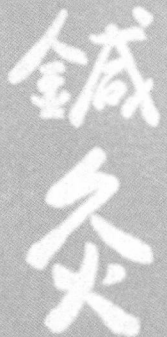

『五行学说』是中医学的基石吗

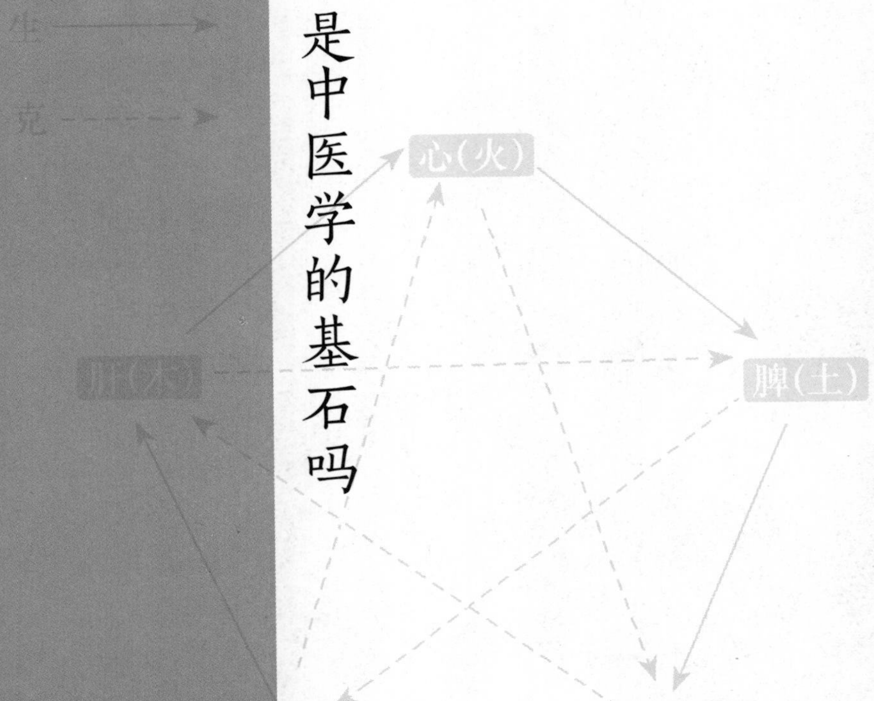

生 ⟶

克 ┄┄➤

心（火）

肝（木）

脾（土）

肾（水）

肺（金）

在以下四章，我们要暂别 20 世纪初那一段中西医的冲突历史，跨入中医学的门槛，看看其中的一些主题如何通往现代。

"五行学说"是探讨中医学的第一道必经的门槛。中医常以"五行学说"作为理论的基石，而余岩也因此以为攻破"五行学说"与"脏腑经络学说"，就可成功地砸烂中医学的基石。然而，这种想法是不成立的，例如击破"五行学说"，并不会令李时珍的《本草纲目》失去临床价值；驳倒"经络学说"，也不能否定针灸的疗效。

余岩却也敲中了中医学最敏感的节骨眼儿。在中医学说之中，"五行"是最难与现代医学接轨的。

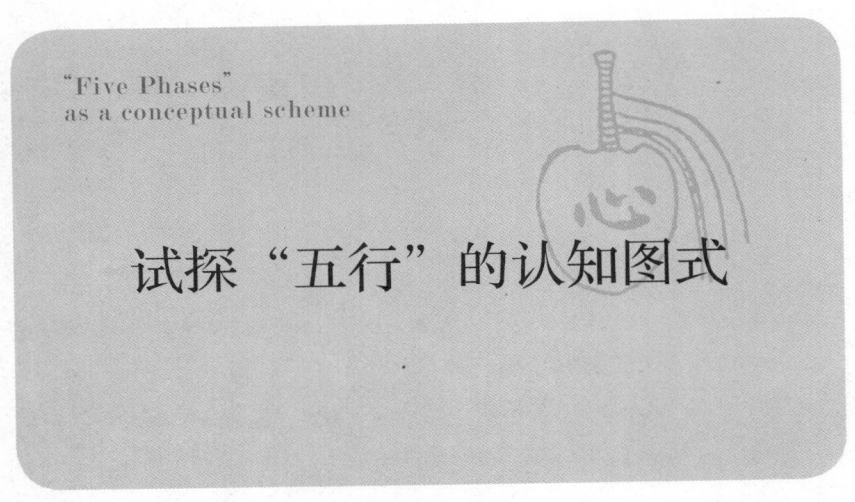

试探 "五行" 的认知图式

从战国到秦汉时期，"五行学说" 广泛应用在医学、自然、天文、人文以至政治的观察。以《黄帝内经》为例，它的内容已不限于人体生理学和医学，也糅合了古代数学和天文历法。"五行" 的方位观念最初源自《洛书》，这是古代数学的九宫方阵（matrix）图式。在这个方阵中，无论是横、直、对角，三个数之和都是十五，被视为神秘的数学。（洪敦耕《医易入门》，第 34—37 页）

四	九	二
三	五	七
八	一	六

以此配对方位和 "五行"（在中国古代图像中，北方在下南方在上），成为：

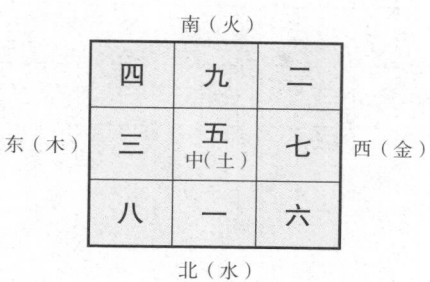

南（火）

四	九	二
三	五 中（土）	七
八	一	六

东（木）　　　　　　　　　　　西（金）

北（水）

　　"五行学说"的核心思想有两个：一是万事万物依类的相配与对应；二是"木、火、土、金、水"五行循环的相生相克关系。

　　先看相配和对应。依照《素问》里面《阴阳应象大论》和《金匮真言论》等篇章的描述，五脏可以依"五行"归类，与人体局部、五官孔窍、体液、情绪、言行表现，配对为功能相连的关系。而且，由于人与自然可以互相感应，自然界的现象也是依类对应的。这些对应可表列如下：

人 体									
五行	五脏	五腑	形体	在窍	其华在	在液	在志	在声	在动
木	肝	胆	筋	目	爪	泪	怒	呼	握
火	心	小肠	脉	舌	面	汗	喜	笑	扰
土	脾	胃	肉	口	唇	涎	思	歌	哕
金	肺	大肠	皮	鼻	毛	涕	忧	哭	咳
水	肾	膀胱	骨	耳	发	唾	恐	呻	栗

自然界								
五行	方位	季节	五气	生化	五味	五臭	五色	五音
木	东	春	风	生	酸	臊	青	角
火	南	夏	暑	长	苦	焦	赤	徵
土	中	长夏	湿	化	甘	香	黄	宫
金	西	秋	燥	收	辛	腥	白	商
水	北	冬	寒	藏	咸	腐	黑	羽

（参考吴敦序主编《中医基础理论》，第 24 页；吴翰香编著《内经基础理论的读书随笔》，第 22 页）

　　毋庸讳言，万事万物皆分为五类，一一配对，有不少牵强与犯驳之处。从怀疑的角度看，西医要问：何须勉强分为五类？季节为何不是四季？颜色的分类，依现代光学，只有三原色，"青、赤、黄、白、黑"有什么根据？现今的中医学课程，依然要求学生背诵这些五行配对，有什么意义？

　　在 1920 年前后，已有人争论"五行学说"的废存问题。一种有趣的质疑是：现代化学的周期表（periodic table），列举原质（elements，即元素）有 80 种（笔者按：现代已发现 112 种），"五行"何不更改为"八十行"？（赵洪钧《近代中西医论争史》，第 206 页，引自恽铁樵《群经见智录》）

　　"五行学说"的"木、火、土、金、水"并非五种物质元素，这与古代希腊医学"火、水、土、空气"四元素说是不同的。"行"是动态的，"五行生克"是描述动态关系的理论。（Unschuld, *Chinese Medicine*, p.16）中国阴阳五行哲学与中医学的关注，不是客观实质，而是事物之间的关系。"五行"相应配对的图表，其实是一种方便认知联想的心理图式（mental scheme）。

在中医学里面，把五脏与人体外表征象和自然现象相配，相配的着眼点也不是物质本身，而是性质与功能。

"五行"的经典根据，包括《尚书·周书·洪范》："五行，一曰水，二曰火，三曰木，四曰金，五曰土。水曰润下，火曰炎上，木曰曲直，金曰从革，土爰稼穑。"其中，"水润下，火炎上"这一类观察，启发了中医学的生理、病理观念。土爰稼穑，主养谷物，更可直接比拟中医学中"脾"主理营养的功能。物质特性被抽象化，依观察联想类比，这是中医学的"五行"思维方式。

《素问·阴阳应大象》："东方生风，风生木，木生酸，酸生肝……南方生暑，暑生火，火生苦，苦生心……中央生湿，湿生土，土生甘，甘生脾……西方生燥，燥生金，金生辛，辛生肺……北方生寒，寒生水，水生咸，咸生肾……"这是位于中国中原地区对气候的观察，结合五脏和五味对应，初步描述出"五行"的系统配对的思维方式。肾配以咸味（食物）与水、脾（主消化营养）配以甘味，而以土壤养分为象征，都是很自然的，也不无洞见。

由此，"肝木""心火""脾土""肺金""肾水"，成为中医学的五脏功能概念。古代医家依此建立功能模型，成为理解生理、病理现象的简捷的心理图式，在临床上为纷繁的现象建立有用的启发式思维（heuristic）。

在中医学里，"五行"配对也并非绝对的。例如肾属水，但"命门相火"的概念却与肾脏的肾阳功能相关；肺属金，但肺有重要的"通调水道"的功能。

"五行"的循环生克

在中医学中，上述的概念"配对"是"五行学说"的第一个核心；第二个核心是"木、火、土、金、水"循环相生相克的关系。

"五行学说"不单把事物分类做配对，借此形象化地类比联想。更重要的是，它提供了一种图式，去认知与描述人体的动态平衡。五行的循环图式与五边形的几何特性是有内在关系的。在各种多边形中，只有五边形内部可以联结出循环不断的星状关系（见图一、图二）。其他多边形不容易展示循环不断的动态，例如三角形与正方形不能在内部画出多重的循环图状；六边形内部会画出两个互不相连的三角形；八边形内部则只能画出四方形；七边形不能整除圆形的360°。要以简驭繁地设计循环的平衡图像和多角的生克关系图式，五边形不但是最方便的选择，可能也是唯一的选择。

在图一，相邻两脏是"母、子"相生的关系（如"木生火"），相隔一脏则是"克"的关系（如"土克水"）。"克"是正常的节制。在病态时（图二），可能出现过度克制，称为"乘"（乘虚而入之意），也可能有不正常的反方向抑制，称为"侮"（反方向欺侮）。

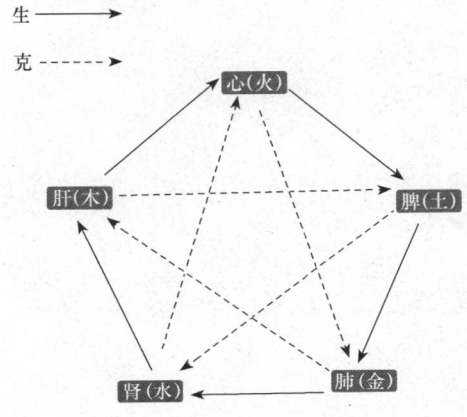

生 ——→

克 ----→

图一 生 克
生：促进、滋生。
克：制约、抑制。
"生"与"克"是关系正常时的作用；通过促进与抑制作用维持动态的平衡

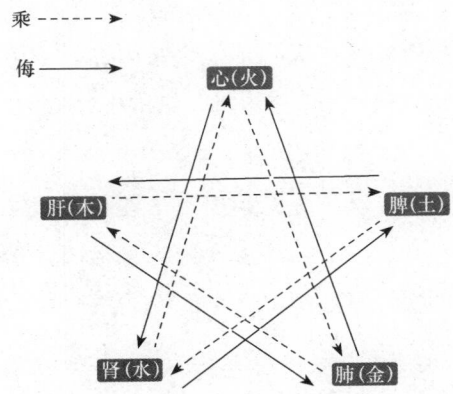

乘 ----→

侮 ——→

图二 乘 侮
乘：是病态的过度的抑制。次序与"克"相同。
侮：又称"反侮"，次序与"克"相反。原本是约制者的一行，因过度虚弱，反过来受欺侮。
"乘"与"侮"都是病态的

近代医家说 "五行"

　　以上的概述试图以浅白易明的方式介绍 "五行学说"。1980 年前后，中医学界兴起一股思潮，却是把 "五行学说" 提升到一个繁复的（sophisticated）新高度。这便是前面已提及过的系统论（System Theory）和控制论（Cybernetics）观点。

　　依任应秋说，这是哲学学者刘长林在旁听了他讲《内经》中医学的课程之后，在 1978 年至 1980 年间首先提出的。（刘长林《内经的哲学和中医学的方法》，任应秋序，第 vii 页）

　　刘长林不是中医。在中医之中，以系统论和控制论理解中医学的文章中，祝世讷之《中医学的系统方法》与孟庆云之《祖国医学辨证施治中的控制艺术》两篇文章可作范例。后来的论述很少能超过它们的范围与水平。

　　孟庆云以生动的临床例子说明中医学与控制论是怎样相通的：生物周期控制、反馈调节、最优控制、模糊控制等原理，在中医学都有原理相近的例子。例如在《伤寒论》中讲的阳明病，诊断怀疑是 "燥粪"（便结阻塞）但不能确定时，先以小承气汤试治，如病人有初步反应 "转矢气"（flatus），才进一步用较强的大承气汤。这是反馈调节方法（feedback）。《素问·天元纪大论》也有相近的思路：

"五行之治，各有太过（excess）不及（deficiency）也。故其治也，有余而往，不足随之；不足而往，有余从之。"（祝世讷编《中医学方法论研究》，第113—126页）

祝世讷则以系统论说明中医学的特点：（祝世讷，同上书，第98—112页）

1. "整体观"指导下的全身调节：认为可与现代医学的稳态学说（homeostasis theory）、应激学说（stress-response theory）、免疫学说（immunology）相通。特别强调疾病的"全身性"是它们的共通处。

2. "联系观"指导下的矛盾调节：把人体理解为宇宙自然大系统中的一个子系统，扶正祛邪、调整阴阳。中医学的"八纲辨证""脏腑辨证"等诊断方法，都强调各要素（脏与脏、脏与象等）间的相互关系调节。

3. "动态观"指导下的自我调节：视人体为动态的开放系统。中医学防治疾病，多从增强人体的自我调节能力入手，例如健脾益气、滋肾泻火等治则。

祝世讷、孟庆云等学者的思路，都是宏观地、整体地以"大理论"（系统论、控制论等）从最根本处试图为"五行学说"建立现代的可信性。

另一种以现代科学支持中医阴阳"五行学说"的思路，则是微观的。这些学者以现代生理学和生物化学知识印证《内经》的学说。陈华的《中医的科学原理》，香港中文大学梁颂名、荣向路、江润祥著作的《中医脏腑概说》是良好的示范。他们在现代生物科学世界努力撷取丰富的素材，努力印证中医的阴阳"五行学说"。

这些努力不无启发性，例如说，现代生理学发现，肾脏的功能不单是排泄，也参与钙质吸收和代谢（通过对维生素 D_3 的活化功能），而钙质吸收与维生素 D_3 对骨骼代谢至为重要。这可以为中医学"肾主骨"的配对提供现代解释。（梁颂名、荣向路、江润祥《中医脏腑概说》，第84页）

然而，在微观世界印证阴阳"五行学说"却有两个陷阱：一是太过容易宽松地联想类比和自我合理化。生物化学的世界包罗万有，里边有近乎无穷的微观素材可供借取，要刻意寻找选用近似中医学说的地方，总会言之成理。在某些地方，古人认识上有明显错误，例如说"胆主决断"，但仍然可以用现代知识素材勉为其难作解释。（梁颂名、荣向路、江润祥，同上书，第94—96页）

另一个陷阱是，为追求完备，无所不包，过度把"五行"为本的中医学完美化。曹培琳《阴阳五行运气八卦及其在中医学中的应用》第二、三章以近一百页的篇幅，网罗所有五脏生理和病理、五行生克乘侮关系，建构成精密完美的现代临床上五行的应用系统。理论太精密圆满时，"五行学说"反而失却了本来的简捷、灵活面貌。其初，"五行学说"是要以简驭繁，现在却成为复杂的体系。

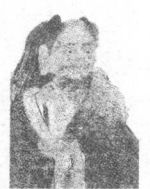

废弃"五行"的观点

虽然各方学者竭力为"五行学说"谋求现代科学的支撑，但在 20 世纪初掀起的"五行学说"存废问题，争论至今仍未消失。1997 年出版的《中国医学百科全书·中医学》这样说："（80 年代至 90 年代初的）围绕对'五行学说'的评价及存废所展开的争论，仍在继续进行。"

（《中国医学百科全书·中医学》上，第 279 页）

马伯英（1943— ）是上海医科大学医史教研室的创建者，攻医学史之前从事中西医临床工作，曾在剑桥大学与李约瑟（Joseph Needham，1900–1995）合作研究多年。他的《中国医学文化史》以现代眼光立论，多见创发。在此书末章，他评析"中医文化的本质和前途"，有这段严厉的话：

"阴阳五行理论不能两千年不变，今后再不变两千年。应当促使这种危机（笔者按：指废除的危机）的到来。历史上曾经有过，例如王清任、

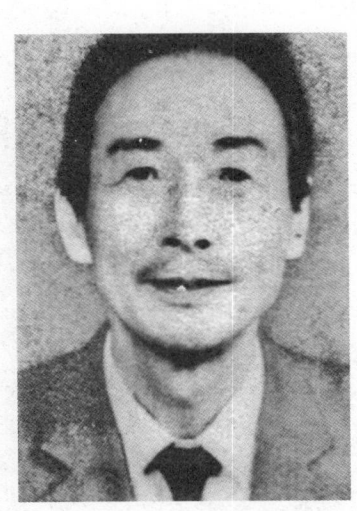

侯占元在 20 世纪 80 年代倡设现代的中医基础理论新学科。他曾批评传统的五行思维有太大的弹性，看似解释一切，但回答不了确切的问题

徐大椿、吴又可，他们这样的人物多一些，中医的革命性飞跃就会到来。"（马伯英《中国医学文化史》，第845页·）

　　邓铁涛、侯占元在20世纪80年代初期曾倡导建设"中医基础理论"的现代新学科，包括中医脏象学、中医病因病机学等。（侯占元主编《中医问题研究》，第42页）在《中医问题研究》书中，侯占元批评传统的五行类比思维：

　　（以）哲学的一般性原理替代医学问题的解释，如用精气的升降出入、阴阳的对立互根与消长转化、五行的类比取象与生克乘侮来说明人体生命过程和疾病发生……从表面上看，似乎具有很强的生命力，可以解释临床种种现象，容纳不断出现的新问题，然而，"能够回答一切的方程式（其实）什么也回答不了"。（E. 亚玛地《物理学的统一》，侯占元《中医问题研究》，第33页）

　　邓铁涛（1916—　　）是广东名中医，以治内科多系统疾病和疑

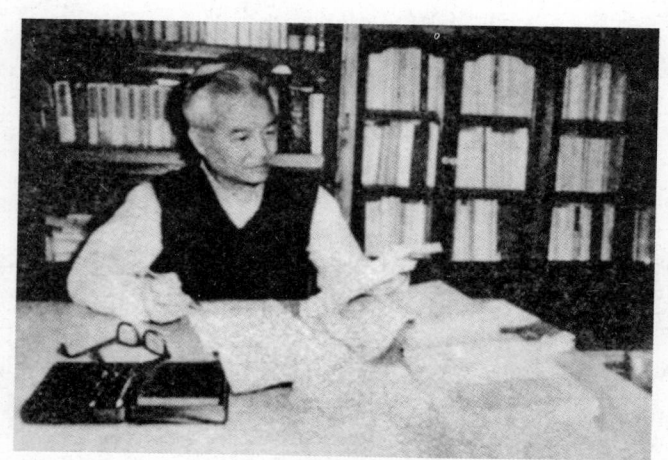

邓铁涛兼具史家与医家眼光，关注传统的传承，但期望中医学开放地发展，主张五行学说应该正名为"五脏相关学说"。照片摄于1981年

难杂症知名，晚年著述近代中医史。他曾引述一位天文学家痛切之语："如果不'保守'，中医早就完蛋了！"（《邓铁涛医集》，第197页）他兼具史家与医家眼光，没有谁比他更关注传统中医学的保存。但他1988年在《广州中医学院学报》发表文章，也明确提出：中医的五行学说并不停留在《内经》时代，它是发展的，生克制化规律在今天已是"名实不符"，因而主张，五行学说应该正名为"五脏相关学说"。（邓铁涛，同上书，第193—195页）

为什么要主张把"五行学说"正名为"五脏相关学说"？试举一例说明。张仲景《金匮要略》中有一段话常被引用作为说明五脏相关："见肝之病，知肝传脾，当先实脾。"肝症病人常有脾脏的并发症（营养不良、消化吸收失调等），故此治肝病时，宜预早调理脾脏。在五行顺序中，肝对脾有"克"的节制关系；在病变时，肝"乘"脾，出现过度的欺压。依五行语言，这是所谓"木乘土"。表面看来，五行学说好像以"木乘土"解释了为什么肝病会传于脾，但其实它只是用另一套符号把"肝病传脾"再说一遍，并不是更深一层或更真实的病理解释。以五行语言说"木乘土"，不如直接说"肝乘脾"；治则是"疏肝健脾"，这比"抑木扶土"更清楚明白。

中医"治未病"的思想，在《内经》只是一般性的概念；张仲景"见肝之病，知肝传脾，当先实脾"却是依具体的临床心得对病情的并发预见，早为之计。这是以锐利临床眼光发展了《素问》"圣人不治已病而治未病"的原则。（《素问·四气调神大论》）其实，西医临床也有相类似的治则，预见病情下一步可能出现的并发症，先做保护或戒备措施（prophylaxis）。有价值的临床心得，不须以"五行"语言包装。邓铁涛主张"五行学说"应该正名为"五脏相关学说"，是有深意的，即摆脱了"五行"语言的框框，反而更容易说清楚中医学的脏腑理论。

事实上，中医学著作现今已经少谈"五行"，多讲脏腑。这并非换个包装的文字游戏而已。研究内脏病理要依据临床观察；而"五行"的圆满理论却是思辨的产物，不受验证也不会被实际经验修订（不可能有"六行""七行"）。前者是归纳，后者多是演绎。学者梁茂新计算过，遵照"五行"图式所列，两脏的生克乘侮关系（例如"肝木乘土"）可以衍生 30 个"证"。但临床实际上重要的两脏病理互传的"证"只有 11 种。表面看，"五行"的循环图式有指导与解释病理的意义，实则不然。"生克""乘侮"四种关系包罗了任何两脏之间所有逻辑上可能的组合。无论是哪两脏，无论是相邻或相隔，生理或病理，一定可以在"母子"或"乘侮"两图的其中之一找到"理论根据"。难怪侯占元批判五行学说时，特别指出"能够回答一切的方程式（其实）什么也回答不了"。

"五行学说"的圆满性只是基于理想构思。客观上，五脏病理传变的"证"型并不圆满工整。正因为不圆满工整，反而可信。（梁茂新《中医"证"研究的困惑与对策》，第 203 页）

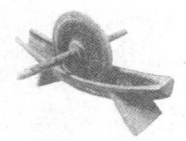

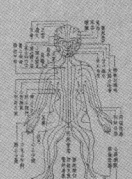

从脏器到脏象

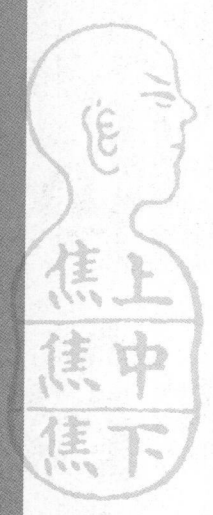

在临床医学中，中医的脏腑理论比"五行学说"具有更广泛的重要性。"五行学说"难以通往现代，故此邓铁涛主张把"五行学说"正名为"五脏相关学说"。但即使以"五脏相关学说"取代"五行学说"，仍未解决中医"脏腑"与现代解剖学不符这个问题。"病不因人分黑白，岂能脏腑有中西"，要西医接受中医脏腑理论，这是一道障碍。

现今常见的解决提法是：中医的"五脏六腑"并不等同于西医解剖学的脏器（internal organs）。中医学的"心"不只是西医的"心脏"；"肝"也不同于西医的"肝脏"；"脾"更完全与西医的"脾脏"无关。中医的"脏腑"是功能性的概念。

"Zang" as real organs

实物的脏腑

在医学史上，中医脏腑本来也是基于实物解剖的。《灵枢·经水》篇："若夫八尺之士，皮肉在此，外可度量切循而得之，其死可解剖而视之，其脏之坚脆，腑之大小，谷之多少，脉之长短，血之清浊……皆有大数。"清清楚楚地说明脏腑并非抽象的功能概念。《灵枢·肠胃》篇与《难经》更详细地列出消化道、心、肺等的大小长短和重量。《灵枢·肠胃》篇："咽门（食道）重十两，广一寸半，至胃长一尺六寸。胃纡曲屈，伸之，长二尺六寸，大一尺五寸，大容三斗五升……肠胃所入至所出，长六丈四寸四分，回曲环反，三十二曲也。"《难经·四十二难》列出肠胃长短和脏腑重量。依这些数字可计算出，心与肺重量的比例为 1∶4.25，与现代解剖学的 1∶4.33 很接近。（吴翰香编著《内经基础理论的读书随笔》，第 46 页）

传统中医学的脏腑分类是这样的：

——五脏：心、肺、脾、肝、肾。这些是实心的内脏器官（solid organs），功能主要是化生和贮藏精气，而无受盛和传化功能。《内经》的说法是"藏而不泻"。

——六腑：胃、小肠、大肠、膀胱、胆五腑是空心的内脏器官（hollow organs），另加三焦，合称六腑。"三焦"在五脏六腑中是特异的，称为"外腑"。六腑的功能主要是盛受和传送转化食物，不主管贮藏。《内经》的说法是"泻而不藏"。胆的功能与肠胃膀胱不同，也有贮藏功能，故亦列入"奇恒之腑"。

——"奇恒之腑"：脑、髓、骨、脉、女子胞（子宫）、胆。这些是内有空心的器官，却不负责水谷或泻泄，反而是贮藏精气，形态似腑而功能似脏，因而另分类，称为奇恒之腑。"奇恒"，是异于寻常（extraordinary）的意思。

这些分类大都基于对实体观察，不是凭空想象的。如果是从想象出发，不如设计成五脏五腑，略去"三焦"，五行配对就更"圆满"了。

虽是始于实物观察，但脏腑的概念不断扩充发展，抽象化，理论化，新旧的意涵交迭，虚实不分，因而逐渐脱离了实质的内脏器官的本义。"三焦"是一个最先被抽象化的脏腑。"三焦"本来是什么实物？梁颂名等列举现代对三焦解剖的七种说法而不作定论。（梁颂名、荣向路、江润祥《中医脏腑概说》，第109—111页）各种说法当中，廖育群的"油膜网膜说"比较可信。"油膜"（omentum）是腹腔与盆腔内包裹各内脏的脂肪膜，内亦包含淋巴结与管道。"肠网膜"（mesentery）是把小肠系定腹腔的薄脂膜。《灵枢·本输》篇说三焦是"中渎之腑"；"是六腑之所与合者"。《灵枢·根结》篇说"渎者，皮肉宛膲而弱也"。廖育群从《淮南子》注解中说明"膲"是"肉不满"，这是似肉而不满实的组织。同时，"油膜"可以被肉眼观察到它包裹着和连带着肠胃膀胱等器官，也符合"是六腑之所与合"的描述。（廖育群《岐黄医道》，第113—115页）

《难经》是最先把"三焦"抽象化的。第四十一难列举的器官有心、肺、脾、肝、肾五脏，以及胃、小肠、大肠、膀胱、胆五腑，没有三焦。《难经》第二十五难说三焦"有名而无形"。这是第一次把器官抽象化。《内经》本来说"上焦出于胃上口……贯膈而布胸中","中焦亦并胃中，出上焦之后","下焦者，别回肠，注于膀胱而渗入焉"。（《灵枢·营卫生会篇》）分明是指实物内脏（状似"肠网膜"）。后世医家却继续从抽象化的"三焦"衍生出更多新理论，以致一词多义，这里不花篇幅述说了。

除三焦之外，把其余的"五脏五腑"也说成是"非实物解剖上的脏器"，却是近、现代的发展。其中，"五脏"的功能概念尤其脱离实物概念不断扩充。但是，"五腑"（胃、小肠、大肠、膀胱、胆）并没有严重抽象化，中西医对这些器官的认知分歧不大。此外，中医的脑、骨、女子胞（子宫）在解剖上亦与西医学相同。

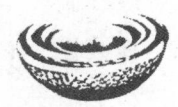

Five zang organs are not
really blood and flesh

非血肉的五脏

最少在 20 世纪前，并没有人明确地说中医的五脏不是具体的解剖器官。当时传教医生合信在 1851 年出版《全体新论》，以及罗定昌、唐宗海等中医家曾著书回应，然而均无人提出中医五脏非实物。王清任的《医林改错》说："治病不明脏腑，何异于盲子夜行？"更主张可依现代解剖新知识修正中医的脏腑。他的主张固然也有人反对，但正反意见中都没有"五脏不是解剖上的器官"的提法。朱沛文《华洋脏象约纂》提出会通中西医学可以"形从洋""理从华"（见第三章），即是承认中医学对脏腑结构与形态的认知不及西医，他也不曾说中医五脏不是实物。

本书第五章曾提及，"《内经》之五脏非血肉的五脏"，是医家恽铁樵首先提出的。（赵洪钧《近代中西医论争史》，第 183 页）这是新的理解，它开了一道全新的大门，让后来者可以弹性地容纳更多医学知识。

虽不是实物器官，五脏总不像"五行"那样，只是一套符号。

五脏"实质上"到底是什么？在 20 世纪五六十年代，这个课题已成为热门的研究焦点。以"肾的实质研究"为启端，中医研究掀起了为五脏学说寻找生物化学的"实质基础"的热潮。数十年实验研究的主要成果如下：

——心：对"心气虚"作实质研究，从血液流变学（rheology）、血浆cAMP（环核苷酸）含量、心肌图等方面进行对比研究，显示心气虚患者淋巴细胞内cAMP含量提高，是细胞免疫功能低下的机理之一。

——肝：对肝阳上亢所致肝病的研究，选用神经系统、内分泌、血管紧张素（angiotensin）、分子生物学、血液流变等40项实验指标研究，认为其生理病理基础是外周交感——肾上腺髓质（sympathetic-adrenal medulla）功能偏亢。揭示肝与神经系统（植物神经）、"神经—体液"调节素有密切关系。

——脾：研究结果显示微量元素锌、铜是脾功能的物质基础；在脾虚失运（脾主运化）、脾主肌肉模型中，酶分泌下降，活性降低；揭示脾与植物神经（autonomic nervous system）、垂体—肾上腺皮质（pituitary-adrenal cortex）、免疫、消化系统及三大物质代谢有关。

——肾：肾与神经、内分泌、免疫有密切联系，"肾阳虚"证具有下丘脑—垂体—肾上腺轴（hypothalamic-pituitary-adrenal axis）紊乱的特征。

——肺：肺气虚患者微循环（microcirculation）血液流变量值及微血管传值有改变，说明肺气是调节微循环物质之一。

（张其成《中医现代化悖论》，http://www.chinaqigong.net/tzdh/lunwen/zqc.htm，原载《中国医药学报》1999年第1期）

这些研究背后有大量学者的心力，但"实质研究"是否中西医沟通汇合的康庄大道，近年重新受到质疑。将中医的心肝脾肺肾等同于西医的某些器官系统，心被等同心脏，脾是消化系统的器官，命门是肾脏或肾上腺皮质等，是合理的研究思路吗？寻找到"实质基础"，庆祝成果之后，传统的脏腑概念是否便从此让位，归入历史？未能寻找到实质基础的中医学说部分，是否应被删除？

张其成认为，不必勉强把中西医学概念直接对等。中医界应该敢于承认，"中医并不是严格意义上的科学，即不是现代自然科学意义上的科学，因为它不能用数学描述，不能通过实验室检验。这是客观事实，没必要遮遮掩掩。但是，我们也应该看到中医是一种宽泛意义上的科学，是一种模型论科学"。（张其成：《在"科学化"的名义下，中医自己消灭中医》；郝光明《救救中医吧》报道之二，http://www.cuiyueli.com/cuiyueli/zhenxingzhongyi/zhongyizhanlue/pljy15.htm；张其成的详细论证见《模型与原型：中西医的本质区别》，《医学与哲学》第20卷第12期，1999年12月）

香港浸会大学杨维益提出相近的观点。他回头看那一段研究时期，觉得"当时很多人，包括我在内，都认为这是发展中医的唯一途径，对这研究工作进行了盲目的跟随"。杨维益说："这种为中医五脏寻找完全相对应的化学实质根据的研究方向，很可能是冤枉路。"中医的"五脏学说"是以宏观、功能为特点，不必舍弃自己所长，勉强寻找"实质"。（杨维益《中医学：宏观调控的功能医学》，第15、95页）

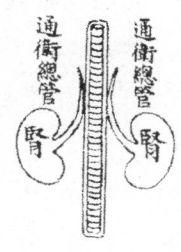

脏象学说的新建与溯源

中医脏腑理论中，最重要的临床部分，称为"脏象学说"。很多中医家则宁可称之为"藏象学说"。"藏象"比"脏象"古雅和富哲学意味。杨扶国、齐南《中医藏象与临床》绪论说"藏象学说历经千载而不衰"。(第2页)在《中国医学百科全书·中医学》"藏象学说"一条，编者说："藏象学说在《黄帝内经》中已基本形成一个较完整的理论体系。"(卷上，第295页)

但是王洪图却指出"藏象学说"是"近年内经学界经反复论证才统一认识定义的"。(王洪图主编《内经选读》，第12页)现今的"中医藏象学"作为学科，应是在20世纪80年代邓铁涛、侯占元等倡设中医基础理论学科才成形的。(侯占元主编《中医问题研究》，第42页)

说"藏象学说"古已有之的学者必定会引述《素问·六节藏象论》这一段作为佐证：

"帝曰：藏象何如？岐伯曰：心者，生之本也，神之变也；其华在面，其充在血脉，为阳中之太阳，通于夏气。肺者。"

奇怪的是，"藏象"二字在《内经》竟然只在此处出现一次。如果"藏象学说"在《内经》已经形成"较完整的理论体系"，不可能只有一次提到"藏象"的。(王洪图主编《内经选读》，第69页)显然

"藏象"在《内经》并未构成"理论体系"。《内经》的方法，是以朴素的生理观察，加上简捷的阴阳五行思维模式，推想内在的关联。

"藏"字有两个含义，一是"脏"的古字（先秦时代无"脏"字）；二是"匿藏"的意思。解释为"匿藏""隐藏"，可以增添哲学意味，却可能脱离了《内经》本义。《素问·六节藏象论》："帝曰：藏象何如？岐伯曰：心者其华在面，其充在血脉；肺者其华在毛，其充在皮；肾者其华在发，其充在血脉。"在这一段中，黄帝问的是"五脏的表现为何"，岐伯以"心者……肺者……"这种格式逐一解说，是描述脏腑与外部表现的关系，甚为平实。

《内经》描述的"藏象"是朴素的，它提示一种"通过观察表象去理解体内变化"的方法。《素问·阴阳应象大论》的说法是"以表知里"，《灵枢·外揣》说是"司外揣内"。在《灵枢·刺节真邪》一篇有极富文学色彩的鲜明比喻："下有渐洳，上生苇蒲，此所以知形气之多少也。"从湿地上苇蒲生长的繁茂，可以推断苇蒲底下泥土之多少和肥瘠。（王洪图主编《内经选读》，第 12 页）

《中国医学百科全书》不但认为藏象学古已有之，进一步更把巢元方的《诸病源候论》，金元四家的医学，元明间的"相火论""命门学说"，王清任的《医林改错》，叶天士的《温热论》等统统列为"藏象学说的发展"，几乎要把一切中医学说都纳入藏象范围了。这不但失诸太宽泛，而且埋没了这些医学的本义与多元发展的性质。

杨扶国、齐南在《中医藏象与临床》一书亦广纳各家理论，网罗历代医论文献中几乎所有与脏腑生理病理有关的条文。所有医家有关脏腑的见解，都算是"藏象学说"的内容。其中很多原典条文，其实并没有用"藏象"作为主旨或立论基础。为了充实"中医藏象学"这个新学科的内容，凡与"脏"或"藏"有关的素材都罗列出来以供检索，是有重要的贡献的，但把"藏象"的观念弄得高深繁难，茫茫如汪洋大海，对临床帮助不大。

　　把"藏象"理解为偏重哲学想象的"匿藏"，是始于明代张景岳："象者，形象也。藏居于内，形见于外，故曰藏象。"张景岳是"医易同源"的始创者，他的医学思想有强烈的哲学色彩，例如借用易经"坎卦"来解释"命门在两肾之间"，十分富于想象。（朱邦贤主编《中医学三百题》，第32页）舍实取虚是他的医学特色，但哲学想象与临床上的"脏象"相距甚远。

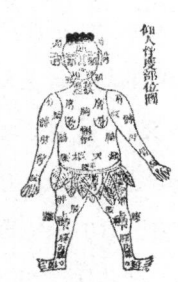

临床上的"脏象"

　　"藏象"强调丰富的哲学意涵;"脏象"只是平实易明的临床语言。新近出版的一套中医临床指南,其中一本即命名为《脏象理论临床指南》。在张文康主编的《中西医结合医学》巨著中,亦采用"脏象"一词,而不用"藏象"。

　　对"脏象学说"最简捷的现代定义是:"中医以研究脏腑生理功能和病理变化为中心,结合脏腑与形体、诸窍的关系,以及脏腑和自然界关系的学说,称为藏象学说。"(吴敦序主编《中医基础理论》,第55页)

　　以列表方式,"脏象学说"的基本元素是这样的:

		观察方法				生理
	在体为	开窍于	其华在	在液为	在志为	
肝	筋	目	爪	泪	怒	肝主疏泄、肝藏血
心	脉	舌	面	汗	喜	心主神明、心主血脉
脾	肌肉四肢	口	唇	涎	思	脾主运化(水谷和水湿)、脾统血、脾喜燥恶湿

		观察方法				生理
	在体为	开窍于	其华在	在液为	在志为	
肺	皮	鼻	毛	涕	忧	肺主气、肺主宣发、肃降肺主通调水道
肾	骨	耳及二阴	发	唾	恐	肾藏精、肾主水液、肾主纳气

中医学说不是为理论而理论。脏象理论是应用以"象"测"脏"的诊断方法,去研究和阐述脏器在疾病中的变化。应该补充一点的是,活的人体上显现的"脏象",不像上面图表分格所展示的那样僵硬。在中医,"象"被理解为"动态、客观、真实地"折射内部机能的状态。(崔应珉、李志安、王宪玲《脏象理论临床指南》绪言)

"脏象"的"真实性"也是有限度的。所谓"客观折射",意思是不同的医者也可以观察到相同的现象。藏象学说基本上是一种"现象学",并不坚称已经发现人体内的"客观真实"。"以表知里"描述的是生理和病理现象,不需要争论"五脏的实质"。这当然也是恽铁樵提出"《内经》之五脏非血肉的五脏"的本意。

不问五脏的实质,学者却依然可借用系统观念作为"中医脏腑不同西医"的解说。这种说法是以"一脏、一腑、一体、一窍"构成一个系统,即是把脏腑与外部可供观察脏象的器官算是一个系统:"肝系统"是由"肝、胆、筋、目"构成;"肾系统"是由"肾、膀胱、骨、耳及二阴"构成等。(吴敦序主编《中医基础理论》,第4页)这一来,以"肝"为例,它有两重意思:狭义是作为肝器官本身;广义是整个"肝、胆、筋、目"构成的表里相连的"肝系统"。这便可解释为什么中医学的"脏腑"与西医的同名的内脏器官不是同一物事。

把"肝、胆、筋、目"说成是一个"肝系统",恐怕不易成立。在《素问·六节藏象论》原文只是提示"以外揣内"的观察方法,并不是说爪、筋和眼睛本身就是肝的一部分。若把"肝、胆、筋、目"圈成一个肝系统,便过于僵硬机械,并不符合中医学的动态的灵活思维。"肌属于脾、筋属于肝、毛属于肺,发属于肾",这些都不能割裂理解。相反,"以表观里"就灵活得多,而且切合临床思维。例如《灵枢·五阅五使》:"目者,肝之官也……肝病者,眦青。"观察到眼角部位的眼白变青黄,这是临床诊断肝病的方法。本书第二章已提及,张完素在 12 世纪已发明"脏腑辨证"的基本临床心得,把药物性味灵活地结合五脏特性,绝不抽象机械。

古代医家基于对五脏的朴素认知,摸索出临床上有用的脏象,是创造力的体现。现代人对内脏既有新的知识,应可相应地发现更丰富而有效的"以表知里"的临床规律。王清任早已认同"脑"有重要功能;张锡纯灵活地把现代的脑科疾病概念结合于中医诊治。以此为本,便有可能重新建设脏腑学说"心"的部分,心病还归于心、脑病还归于脑,将有助条理分明地研究中风、老年痴呆症、冠心病、心衰竭等极为重要的现代病症大类。

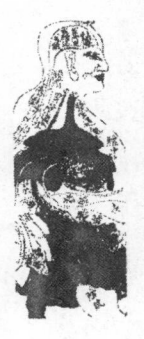

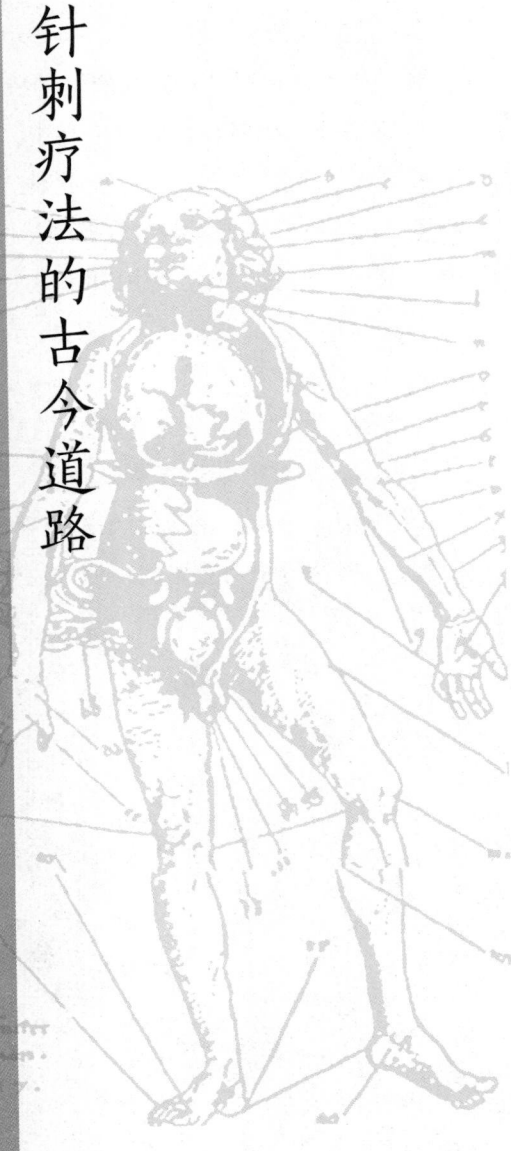

9

针刺疗法的古今道路

中医学有崇古的倾向，但并非容不下后浪推前浪的医药进步。这在本草药物学和针灸学两个范围是特别清楚的。中药学研究在现代的发展比中医学快，应用新的科学技术较少争议犹疑，与现代西方药物学亦渐有沟通的语言。中医针灸的现代发展之路，速度不及中药学，但在与西医学接轨方面，进程又比中医学的其他部分快。西医里面的康复医学、疼痛医学、麻醉学接受了针灸学的"针刺疗法"（acupuncture），部分亦作为一种物理治疗方法，"灸法"（moxibustion）则仍被拒诸门外。虽然中医的针刺学在与西医结合上面仍有不少未解决的问题，但大体而言，针刺疗法已不再需要常为未来的存亡问题而焦虑。

在中医学与"脏腑学说"并称的是"经络学说"（或"经脉学说"）。前两章讨论的是"五行"与"脏腑学说"通往现代如何改良的问题，"脏腑学说"对中医内科学极重要；而"经络学说"则与中医针灸学密不可分。

Blood-letting and needle puncture

从放血到针刺疗法

针刺疗法的前身，一般认为是砭石。这是尖的石块，中国古代用尖石当作针或手术刀治病患。（《后汉书·赵壹传》注说"古者以砭石为铖（针）"，见严健民《中国医学起源新论》，第153页）今天"针砭时弊"这个成语，也暗有"治病"的意味。

中西古代医学都有用砭石，最初是用于刺割疮放脓、按摩和热熨，（马伯英《中国医学文化史》，第195页）后来弃砭石而改用针。

中西古代医学也同样曾以针刺血管，以放血为治疗。

在西方，放血疗法可上溯自希波克拉底时代，至盖伦而大为盛行。盖伦时代的解剖学知识比希腊医学时期发达，这些解剖学知识被盖伦借来堆砌出复杂而错误的放血理论。放血疗法无实证、少实效，但一代又一代医家滥用，流行至18世纪才被放弃。（Lois N.Magner, A History of Medicine, p.206）今天，西医应用的静脉放血（venesection），几乎只限于治疗少数红细胞过多症（polycythaemia）。

日本学者栗山（Kuriyama）曾细心地对照了传统中医学和希腊医学的观念，发现同中有异。在古代，中西的针刺疗法颇有共通点。例如，在希氏的著作里，选取不同的体表部位放血，选取血管是按内脏病灶诊断做决定，认为体表各部位与内脏功能有特殊的对应关联。这与中医学说"以表通里"的脏腑和脏象学说的思路相近。（Shigehisa Kuriyama, *The Expressiveness of the Body and the Divergence of Greek and Chinese Medicine*, pp.201–206）

在一些痛症的治疗上，栗山发现中西古代医家甚至选用相同的部位，例如希腊医学在膝关节后刺取腘窝（popliteal fossa）放血治腰背痛，相当于中医膀胱经上的"委中穴"；刺足踝内侧部位医治睾丸痛症，相当于肾经"太溪穴"。（Shigehisa Kuriyama, Ibid., p.203）

中医学很早已经放弃了刺取大血管放血的疗法，比西方医学更富临床智慧。古代医家

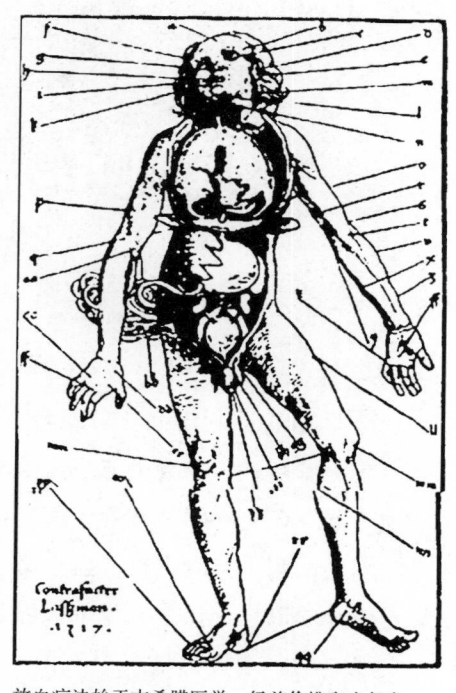

放血疗法始于古希腊医学。经盖伦堆砌出复杂的理论而坐大。放血部位要按内脏病灶诊断选取。图为规定的人体放血部位

已经知道刺取微小血管比使用大血管放血更为安全。《类经·疾病类四十八》注释："察其孙络而盛者，皆取之。今人多行此法，砭出其血，谓之'放寒'。"孙络是细小的血管，这是以微量的放血退热，并不刺取大经脉。（程士德主编《内经》，第458页）

中西医学在古代有共同或相似的地方并不奇怪。可堪思索的是，希腊罗马医学的放血疗法，经盖伦推广而被滥用数百年，最后终于被淘汰；而针刺疗法在中国却由砭石发展为毫针、由放血变成取穴，并且通过对各穴功能的观察和对穴位并用的相关规律的认识，开拓了长期可用的完整的一门独特疗法。

经典里的腧穴与经络

早期的针刺治病比较粗糙。《灵枢·刺节真邪》篇描述以针刺治疗痈肿热病，只是直接放脓，用针刺取代砭石针疮，只是换了一种利器。在《素问·刺疟》篇有描述刺指放血治疟疾发热："诸疟而脉不见，刺十指间出血，血去必已。"这比放脓是进了一步，但还只是依经验取穴退热，未见依循经脉的原理。现代中医也有用"十宣"穴泄热的。十宣，是双手十指尖端指甲缘的十个经外穴，这些下针点亦不是沿着十二经脉分布的腧穴，故称为经外穴。

《灵枢》首先为人体的穴位命名，称为"腧穴"，其中有穴名 160 个。从汉代到魏晋，更多在经络路线附近的腧穴被发现命名，至晋代皇甫谧（223—282）著的《甲乙经》已审定具名穴位 349 个，与今天的数目相差不远。（刘公望主编《现代针灸全书》，第 205 页）

对腧穴最简捷易明的定义是："腧穴是分布于经络上的功能反应点，是机体气血输注出入的部位。"（麻仲学主编《国际针灸交流手册》，第 706 页）这是糅合中西的定义。"气血"是中医学的基础元素，"气血输注出入的部位"是中医语言，但"功能反应点"是西医语言。

"经络"原初只是大小血管（包括动、静脉）的统称。经是大血管，络是众多无名的静脉网络。《灵枢·脉度》有说："当数者为经，其不当数者为络也。"《灵枢》对皮肉之间的大血管与皮下静脉（浮而常见者）有非常清楚的描绘。如《灵枢·经脉》篇："经脉十二

者，伏行分肉之间，深而不见。诸脉之浮而常见者，皆络脉也。"（廖育群《岐黄医道》，第120—122页）

脉名及排列顺序		
《足臂十一脉灸经》	《阴阳十一脉灸经》	《灵枢·经脉》
足泰阳温 ——————	巨阳脉 ——————	膀胱足太阳之脉
足少阳温 ——————	少阳脉 ——————	胆足少阳之脉
足阳明温 ——————	阳明脉 ——————	胃足阳明之脉
足少阴温 ——————	少阴脉 ——————	肾足少阴之脉
足泰阴温 ——————	太阴脉 ——————	脾足太阴之脉
足希阴温 ——————	厥阴脉 ——————	肝足厥阴之脉
臂泰阴温 ——————	臂巨阴脉 ——————	肺手太阴之脉
臂少阴温 ——————	臂少阴脉 ——————	心手少阴之脉
臂泰阳温 ——————	肩脉	小肠手太阳之脉
臂少阳温 ——————	耳脉	三焦手少阳之脉
臂阳明温 ——————	齿脉	大肠阳明之脉
		心主手厥阴心包络之脉

马王堆出土的古医书中，《足臂十一脉灸经》《阴阳十一脉灸经》列举的经脉与《黄帝内经》有同有异。图为两者相同的经脉

《灵枢·九针十二原》初次提出"欲以微针通其经脉，调其血气"。这里明言注重调理血气功能，已不只限于放脓和退热，显示治疗的思路在转变。（严健民《中国医学起源新论》，第158—159页）针刺既然应用于调理血气，而气血流通的主要管道是十二血管经脉，这就有必要设想经脉与腧穴之间的联系。理论的要求令血管经脉渐变为半实物半抽象的"经络学说"：经络再不仅是被刺的对象，它已被提升为解释病理与疗效的理论元素。

《内经》"规定"了人体"经脉的大数为十二"。在 20 世纪 70年代之前，"十二正经"在中医是《内经》的权威定论。1972 年至1974 年间，在湖南长沙马王堆考古发现三座古墓，其中第三座有许

多西汉的帛书、竹简，包括一批已佚的医书。这批医书比《内经》古老，内里对"脉"的描述与《内经》不同。在这两本古医书中，只有"脉"的名称，并无"经"与"经脉"。"脉"只有十一，而非十二。如此看来，《内经》的十二经络学说并非唯一的经典！

在马王堆医书中，《阴阳十一脉灸经》被认为是《灵枢·经脉》篇的直系祖本；《足臂十一脉灸经》为旁系祖本。（笔者按：这些篇名是出土后才命名的。）

与《灵枢·经脉》篇的"十二经脉"比较，马王堆医学卷的"十一脉"的特点是：

——马王堆医学二卷《脉灸经》没有手厥阴经。《灵枢》"十二经脉"中的"手厥阴"心包经显然是后来才加入古代经脉学说的。中医的五脏本来就没有"心包"这一脏。

——在马王堆《足臂十一脉灸经》，十一脉的血流全部向心而行，没有血气循环观念。《灵枢》"十二经脉"的流向是六条向心脏、六条离心而行。向心和离心的经脉数目相同，互相衔接，才能满足"如环无端"的血液循环理论。这显示了《灵枢》的解剖和生理观念比马王堆医学进步。

在马王堆医学中，十一脉与五脏六腑并不配对。《足臂十一脉灸经》只有两条脉与心、肝相联系（人体内心与肝的主要血管最大，这应是基于解剖所见）。《灵枢》的"十二经脉"把经脉与脏腑相配对，内外结为网络，经脉与脏腑相通，创造出内容较丰富圆满的理论。

（周一谋、彭坚、彭增福《马王堆医学文化》，第1—17页）

马王堆医学卷引起的震动，如今已是旧话。它的启发在于令人认识到《内经》也不过是医学史长河的一个阶段的医学著述，既非最古老，亦非不能修订。

寻找独特的经络实体

在中医学里"经络（经脉）学说"与"脏腑学说"并称，它们面对现代解剖学的挑战也相似。刺激腧穴可以调节生理状态和纾解病状，这些功能大多不是在针刺的部位发生的，有遥距与整体的调节作用。经脉的本源是血管，血管却不能解释这些遥距反应。经脉到底是什么生物结构？如前章所述，从 20 世纪 50 年代起，国内兴起对五脏的"实质"研究热潮。依同样的思路，从 50 年代到 80 年代，国内外对经络实质的追寻也甚热烈。

陈华回顾了这些研究的假说，总括说："大量的研究工作证明，经络是客观存在的，其循行路线与古典文献记载基本一致。"（陈华《中医的科学原理》，第 89 页）但这未可视为定论。

1956 年起，经络学说是中国自然科学发展规划的重点项目。科学家以 10 年时间应用解剖学、组织学等方法在人类尸体与动物活体中寻找独特的经络实体结构，结果失败。在 20 世纪七八十年代，新一浪研究再次启动，1986 年更列为国家科委的"攻关课题"。这一轮研究集中在对经络"线"的本质的追寻，看似有所成果，但也产生疑惑。研究取得的"显著进展"包括："循经感传"的人口调查、99^mTc 同位素示踪研究及皮肤"低阻抗点"循经研究。这些研究孤立地去考察经络"线"的物质基础，反而偏离了经络与脏腑本来是网状的灵活性质，执着于"线"的存在与否，结果是"越来越狭窄"。到了1992年，经络的研究已不再执着"寻找实质"，而是重新被订定为多层次的研究。（陈汉平主编《现代中医药应用与研究大系·第16卷·针灸》，第3—5页）

黄龙祥指出，十二正经和任、督两奇经（合称十四经）这些主要经脉的循行路线不是自古不变的，历代均有所修订。今天的针灸学的"十四经"路线主要是继承了宋代王惟一的《铜人图经》。在此之前，医家的经穴图多把腧穴直接连线，与十四经循行路线差别很大。十四经循行路线既是后世才订定的，现代实验研究者却竭力为经络图"按图索骥"寻找古代经络的"实质"，是行不通的路。（黄龙祥《中国针灸学术史大纲》，第572页）

严健民引述历史学者任继愈所说："我们不能代替古人讲他们所不知道的东西。"（严健民《中国医学起源新论》，第181页）其实，20世纪50年代的"实质"研究的背后是以哲学指导思想的。基础是列宁的一句话："现象是本质的表现。"因为坚信腧穴功能的背后必有经络"线"的本质，因而发动大量人力去寻找。同位素等研究的发现，是否真的便是血气功能感应的经络路径，颇有可疑。即使真有此路径可循，也不能说是为《内经》的经脉找到了"实质"根据；《内经》的经脉"视之可见，切之可得"，本来明明就是血管，不是什么需要用高科技寻找的结构。（严健民，同上书，第199—200页）

研究中常见的一种偏倚（bias）是，务必要"证实"一项假说而努力寻找证据，不成功不罢休，往往就会调低对证据的标准的要求。这可以"循经感传"研究为例。"循经感传"是指人被针刺时产生的麻痒感，有些人可以感觉麻痒感依经脉的路径扩散。据说，大规模调查结果"表明"循经感传的能力"广泛存在于各种人群之中，无种族、地域、年龄差别"。（陈汉平主编《现代中医药应用与研究大系·第16卷·针灸》，第5页）论者因而相信，这是古人发现经络路线的方法，又可以此证明经络路线是真实的存在。其实，在1958年至1977年全国调查的大约17万人中，经络敏感的只有400多人。这些极少数人便是所谓"经络学说起源于针刺感传现象"的"证据"了？！（周一谋、彭坚、彭增福《马王堆医学文化》，第19页）极少数人的感觉，很可能只是一种"异常态"（variant），甚至也可能是心理上的暗示作用，严格来说不可以据此推论为普遍存于人体的实在形态结构。

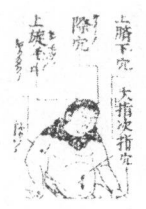

实践中的腧穴

十二经脉有无"实质"的解剖结构未能确定。有趣的是，《灵枢》新加添的第十二经"手厥阴心包经"，看来是有客观根据的。与"手厥阴经"配对的内脏是"心包"。在五脏中从心分拆出心包，算是第六脏，"五脏六腑"变成"六脏六腑"，看来很牵强，也有违"五行"的数目。但是在现代临床研究中，位于"心包经"上面的"内关穴"，却证明真有止呕逆、调节血压的功能。（《针灸的科学基础》第15章）进一步，通过十分严格的随机对照及临床试验（Randomised Controlled Trial），证明用于手术麻醉后止呕，有客观疗效。（Al-Sadi M, Newman B, Julious SA, Acupuncture in the Prevention of Postoperative Nausea and Vomiting, *Anaesthesia*, 1997, 52: pp. 658–661）

当今而言，像内关穴研究这一类题目（单穴、组合穴研究）是主要的，寻找经络"实体"的研究，与寻找"脏腑实质"的研究一样，已经退潮了。

对腧穴的研究比"经脉研究"容易一点，因为腧穴不似经脉那么

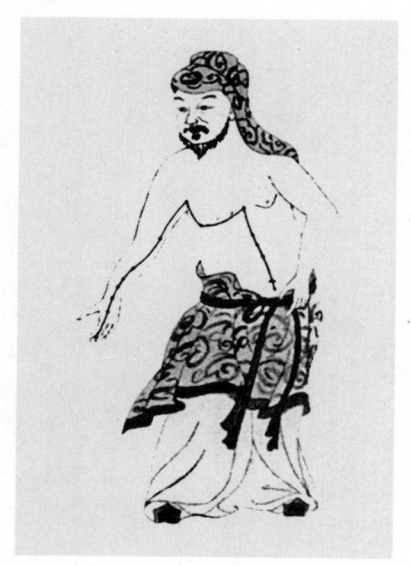

在现代临床研究中，位于"心包经"上面的"内关"穴（PC6），证明有止呕逆、调节血压的功用

繁复而多理论。"经脉学说"甚至比"脏腑学说"更繁复得多。十二经脉（正经）只是一部分，督脉、任脉是"奇经八脉"之二。"奇经"是对十二正经的补充（"奇"是"额外"的意思），从十二经脉又分出"十二经别"（"别"是"分支"的意思），它们循行于体腔脏腑深部，作表里联系。此外，"十二经筋"主管关节运动；又有十二皮部，相连皮肤。

为什么"经络学说"要这样繁复？为何不像脏腑学说那样，简单地选取五条经脉，配以五行？这样岂不更能圆满地把经络与脏腑学说统一起来？最简捷的理论应是最佳的理论。

一个可能的理由是，腧穴有300多个，"五行"的模型不足以统驭、解释众多腧穴的分布与治疗功能。廖育群说："当人们对于腧穴的认识逐渐增加时，针灸疗法与经脉学说等医学理论的联系反而转向松散。医生较多注意哪些穴位在治疗某种疾病上具有特殊疗效。尽管从本质上讲，这是向经验医学的倒退，但在实际应用中，这又是十分必要的。"（廖育群《岐黄医道》，第89页）

这乍看非常奇怪。重视临床医学经验，注重腧穴功能，为何被视为倒退？从科学观点看来，这应视为进步才对！廖育群的意思或者是：当针刺疗法以腧穴的功能为研究焦点，而传统的理论又不能简捷地圆满解释这些功能，繁复难解的经络学说会有衰退或淡出的危机。

中医虽然尊奉经络理论，但在临床上却多是灵活地取穴应用，并不受其所属的经络局限。内关穴属于心包经，但止呕作用却与心包无关。按照不同的组合，内关穴被中医应用于治疗心神不宁、肺病、肠胃病、妇女月经不调、男性梦遗等疾患，与心包不一定有关。其他常用的腧穴，例如"合谷""足三里"，同样有多脏腑多种病症的治疗功能。此外，位于人体背部的"背腧穴"——肺腧、心腧、肝腧、脾腧、肾腧等——虽是位于膀胱经上，却是依脊椎神经节分布的，医治五脏疾病，完全与膀胱经无关。重实效不执着理论，在临床针灸素来如此，可能在《内经》时代已经如此。

針刺療法的現代化之路

在現代，針刺療法可說基本上已被西醫接受，然而它通往現代之路並不容易。數十年間尋找經絡"實體"的研究費了很多人力，但在臨床醫學上，這些經絡"實體"的研究並沒有令針刺療法贏取更多"可信"的分數。針刺療法能在現代站得住腳，簡要地說，是三路並進的：

第一是電針鎮痛的神經科學研究，特別是韓濟生及其同事對低頻電針與高頻電針的研究。（朱兵編著《針灸的科學基礎》，第四章）20世紀80年代的神經科學研究發現，神經系統能分泌多種具嗎啡鎮痛藥性的內啡肽（endorphins），低頻率電針由δ阿片受體介導（opioid receptor mediated）使脊髓釋放腦啡肽（enkaphalin），能鎮機械性疼痛；高頻率電針由κ阿片受體介導使強啡肽（dynorphin）釋放增多，對內臟化學性疼痛更有效。（陳漢平主編《現代中醫藥應用與研究大系·第16卷·針灸》，第17頁）研究又發現，低頻電針的刺激作用，與手法刺激相類似。

第二是專項的臨床研究，部分課題通過了隨機對照試驗（RCT）的一關。以針刺療法鎮痛，治偏頭痛、婦女經痛、牙痛證明有良好效用。〔Spencer JW, Jacob JJ（ed.），*Complementary/ Alternative Medicine: An Evidence-*

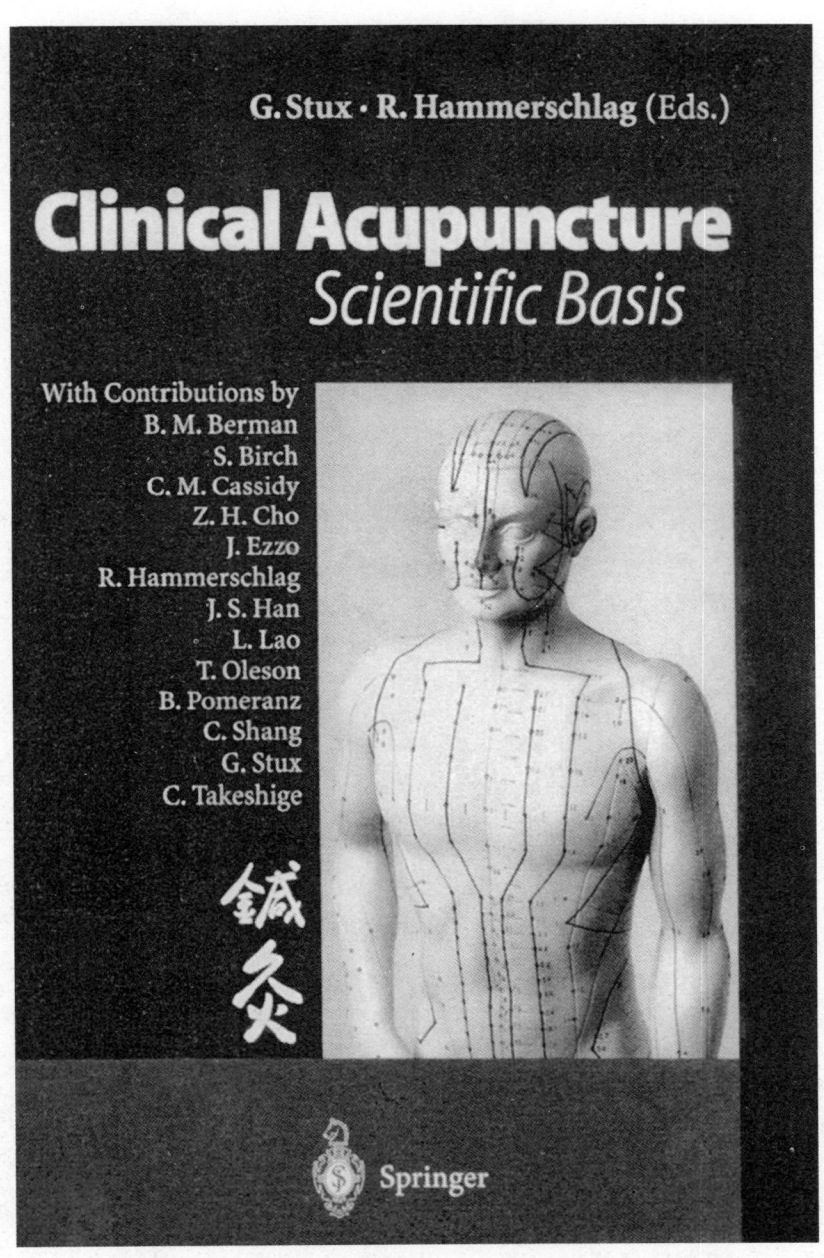

现代西方学术界不乏全面而周密地评述临床针刺疗法科学性的专著。斯图克思和哈默施拉格编著的《临床针刺疗法的科学基础》（*Clinical Acupuncture—Scientific Basis*）是很好的例子

based Approach，Chapter 10〕针刺疗法对手术后、化疗后和妊娠的呕逆证实有效；对中风康复，则是"可能有效"。（美国国家卫生研究院 NIH consensus statement 107）依 RCT 格式逐个题目研究，是漫长的求证道路，而且研究设计上不易做到真正的中医"辨证论治"。这是一条"难行道"。至 1986 年为止，在中国采用针灸治疗的疾病有 1116 种，中医宣称有效者超过 300 种，效果显著者有 100 多种；但是，世界卫生组织（WHO）建议采用针灸治疗的病症只有 43 种，确认针刺麻醉在常见的手术效用稳定的仅 20 至 30 种。（麻仲学主编《国际针灸交流手册》，第 684 页）这与中医自信有效的数目相差甚远。依美国国家卫生研究院（NIH）的"循证医学"标准，效果确认为"显著"的，更只有不到 10 种。虽然有此差异，最少有一部分课题通过了这严厉的一关，令针刺疗法的客观可信性提高。

第三条现代化道路较少为人注意，这是对经穴的标准化和针刺疗法的现代教育建设。个中的功夫与心力，非常不易。在经穴的标准化方面，1959 年，上海与南京的学者为编写标准教材而聚头讨论，细致处理标准化的问题，小题目如手掌心的"劳宫穴"应是靠近第三掌骨（3rd metacarpal）的尺侧（ulnar side）还是桡侧（radial side）都要反复推敲。1989 年，上海李鼎、陕西陈克勤、安徽高忻洙负责中医药管理局下达的"经穴标准化"研究，他们查考文献、听取全国各地专家的意见，提出最后方案，并出版此专题书两种。（施杞主编《上海中医药大学中医学家专集》，第 150 页）在教育建设方面，1959 年编写标准教材之后，进一步以深入浅出、层次分明的原则翻译为外文；之后在北京、上海、南京三地以此教材开设国际针灸班（后为国际针灸培训中心）。1991 年，中医药管理局成立中国国际针灸考试中心。面对本国的教育需要，1960 年上海中医学院成立全国首个针灸系，陆瘦燕、裘沛然、李鼎陆续发展整套课程。（施杞，同上书，第 151 页）1987 年，在世界卫生组织的支持下，世界针灸学会联合会成立，这与中国七八十年代的教育建设的努力不无关系。

以上的论述并不是说中医针刺疗法已完整解决了与现代西方医学结合的问题。斯图克思（Stux）和哈默施拉格（Hammerschlag）曾全面而周密地评述了临床针刺疗法的科学性，并在书末开列了不少尚须研究的课题。［G. Stux & R.Hammerschlag（ed.），*Clinical Acupuncture—Scientific Basis*, Chapter 11］

中医针刺疗法通往现代的道路是有启发性的，即"高层次"的理论并非主要；腧穴研究比起"经络理论"可说是低层次，但要搭建有效的现代学术交流桥梁，便需攻克一些不会陈义过高的题目。

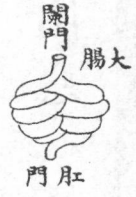

『证』的生命力与困惑

贲門

胃

幽門

近四十年，中医药在中国大陆的学术发展，早已不是"阴阳五行经络脏腑"所能概括的了。特别是本书不曾细说的中药学，面貌变化之大可说是翻天覆地，研究成果已汇入现代药物学的世界。

从一些数字可以表明，中医药研究在现代中国的蓬勃发展。据不完全统计，1949年后出版的中医药书籍超过1万种，数目相等于历代中医古籍的总和。中医药专业期刊超过100种，连同在与之相关的生物医学期刊刊出的中医药文献，超过50万篇。（周琳琳《中医药信息学发展现状分析（Ⅱ）》，《中国中医药信息杂志》9卷10期，2002年10月，第86—90页）

然而，就中医学的理论而言，未来发展的道路仍然充满困惑和争议。例如中药学的发展模式，令中医界担心"废医存药"的局面可能出现。如果中药学现代发展的结果就是使用标准化的成药治病，中医多变化的治则也就无用武之地。从草药提炼有效成分，路途迂回，难得的成功例子如治疟疾的青蒿素，却又被纳入西医的药库去了。

中医总是在苦思自身的特色，一项常被标举的特色是"辨证论治"（或称"辨证施治"）。梁茂新说，"证的概念"是中医学术界普遍钟爱的概念。（梁茂新、刘进、洪治平、徐月英《中医证研究的困惑与对策》序，第2页）

"辨证论治"作为中医药学的特色是在20世纪50年代提出的。1951年至1953年间，《新中医药》和《北京中医》（《中医杂志》的前身）分别以"现代医学和中医的结合"和"中医科学化"为主题展开了中西医界之间热烈的讨论。1955年，任应秋在《中医杂志》发表《中医的辨证论治的体系》，而秦伯未（1901—1970）、姜春华（1908—1992）两位医家亦对辨证论治体系做了全面阐述和介绍，从而确立了"辨证论治"在中医诊疗体系中的特殊地位。（梁茂新、刘进、洪治平、徐月英，同上书，第2页）

"证"的概念

　　"辨证论治"是发展中的概念。现今对"证"的整个概念并非古代医家所固有。中医一般把"辨证论治"上溯至《伤寒论》。《伤寒论》细心鉴别疾病在不同阶段，面对具体临床诊察所得，再调配处方，展示了非凡的鉴别诊治眼光，但"证"的概念仍在雏形。《伤寒论》有"观其脉证，知犯何逆，随证治之"的提法，这里的"证"并非抽象的"证型"概念，只是说"依诊察所得证据而治"。"证"的原初意思是严肃的谏言，谏言须经得起检验和符合事实。（李致重《证、证、症、候的沿革和证候定义的研究》，崔月犁主编《中医沉思录（一）》，第177—189页）

　　"证"与"证候"通用。正式使用"证候"一词是南北朝陶弘景的《肘后方》序。（李致重，同上书）"辨证施治"一词始见于明代周之翰（号慎斋，约1508—1586）的《慎斋遗书》。"辨证论治"一词，则是近至清代章楠（清乾隆时人）所著《医门棒喝》（1829年出版）才使用的。《医门棒喝》里有一篇批评明代医家张景岳不知伤寒不同瘟疫（温疫），两种病都用"补"法医治，"不明六气变化之理辨证论治，岂能善哉"。（甄志亚、傅维康编《中国医学史》，第130页）

　　注意《医门棒喝》所说的"辨证论治"其实是要求分辨六气

病因之不同，从而辨识伤寒与瘟疫（温疫）两类不同的病。主旨是"辨病疫之古今不同"，并非现今中医理解的"辨证"。

今天，"证"是"中医学术界普遍钟爱的概念"，但要准确地把握它的意涵并不容易。依王庆其《中医证候病理学》所说，"证候是在致病因素作用下，机体内外环境、各系统之间相互关系发生紊乱所产生的综合反应。它是反映疾病处于某一阶段的病因、病性、病位、病势等病理要素的综合性诊断概念"。（王庆其《中医证候病理学》，第2页）

这个界定很周延，但不容易明白。试以具体例子说明：例如"肝风内动证"，主要症状是眩晕、肢体震颤，"风"是病因，"内动"是病势；又如"脾胃湿热证"，综合的症状是脘腹痛、舌苔黄厚腻、脉滑而数。"湿""热"是病因与病性。

"证"的特点主要在于它是综合性的诊断概念，而且具有阶段性的病情概念。在现代，中医的"证候"与西医的"征候"（symptom）一词多混淆；其综合性概念又易与西医的"症候群"（syndrome）概念混淆。"征候"与"症候群"一般都不强调阶段性的病情变化，没有时相性（phase）。此外，中医"证候"不但描述疾病的表现，也包括人体系统的生理与病态反应的状态（response state），尤其是脏腑的状态。中医学"证"的独特性更在于它特有的语言，病因（风、寒、暑、湿、燥、火）、病机（阴阳气血等的失调）和八纲（阴阳、虚实、表里、寒热）等字与词可灵活组合，成为诊治分类概念的组件。

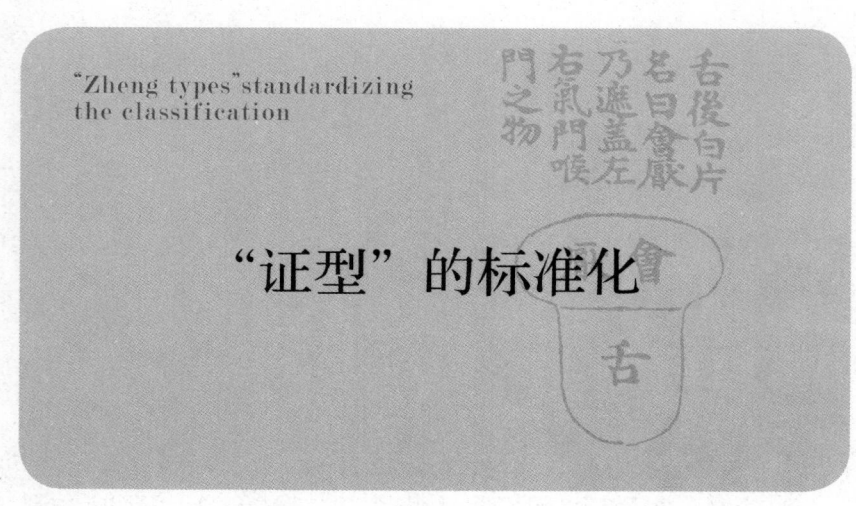

"Zheng types" standardizing the classification

"证型"的标准化

准确地把握和维持"证"的原意确不容易。李致重慨然道，"证"的概念是中医学的中心，但由于长期不规范，"在西医术观点的强大冲击下，概念逐步肢解，理论日趋异化……"。（李致重《证、证、症、候的沿革和证候定义的研究》，崔月犁主编《中医沉思录（一）》，第177—189页）

无论在临床上或科研中，今天"证"的应用，多是把一种病分为数种"证型"，"证型"则以共识标准加以定义规范，称为"规范化"。这是特别适合把大量病者集体地（patient groups）按型施治，很适合对照性的临床研究（controlled study）。这种方式的结合研究，前提是证型的分类必须列出客观上有共识的规范标准，研究的对象分组才可算有效，亦是临床科研上"可被重复验证"（reproducibility）的基础。

李致重认为，证的诊断标准化，会带来诊治公式化、机械化甚至僵化的危险。他举例说，1993年以来国家卫生部制定发布的《中药新药临床研究指导原则》，里面的"中医辨证"与"中医证候疗效"标准便是以症状简化地组合为"证"。例如在消化性溃疡一条，诊断"气滞证"的标准：

"主症：（1）胃脘胀痛，两胁胀闷；（2）遇情志不遂则加重；

（3）嗳气或矢气则舒；（4）善怒，易叹息。次症：（1）胸闷食少；（2）泛吐酸水；（3）舌苔薄白；（4）脉弦。上述主症（1）必须具备，并应兼具其余主症中的一项加次症二项，即可诊断。"

李致重的质疑是，如果某病人具有主症（1）与（2）加上次症（1）与（2），是否不须察舌按脉，甚至也不须看医生，由"普通老百姓问一下病人"，就可诊断？这样，中医还有存在价值吗？（李致重《证、证、症、候的沿革和证候定义的研究》，第184页）

这一类"主症数项加次症数项"的诊断标准在现代西医药研究也很常见，尤其在风湿病学与精神医学。树立标准，往往是为了研究上的规范（例如以问卷方式"诊断"在人群中患"抑郁症"的病人），不一定直接等同于临床诊断；在临床诊治，精神医学的 *Diagnostic and Statistical Manual*（DSM）各版也是普遍使用的规范，西医也并不担心因此失去了存在价值。

根本的问题在哪里？李致重指出，以上列"症候群"的形式分类辨别证型，看不出证候的相互联系与演变过程、趋势。李氏认为，在"证"的诊治，病机的变化至为重要。临床中辨识的病机，必然是阶段性的。因此，不能把病人一旦定为"气滞证"，就"气滞到底"。就此而言，李认为"辨证论治"甚至是一道讲不通的逻辑命题，应改为"对证治疗"。（李致重，同上书，第186页）

"辨证论治"与"对证治疗"两者微妙的分别可能是，"辨证论治"是定型定格的分类式辨证，失却动态观点。以规范化的"证型"辨别，只可以视为病况的一个横切面的分类，不曾照顾病情变化的时相性的一维，也就是说，不是真正依当下的"证"施治。

"证"的现代化困惑

20世纪50年代末期，中医界已有共识，辨证论治是中医诊治体系的核心，而"脏腑证"的辨治是核心中的核心。学者竭力为"脏腑证"寻找实质基础。在研究"证的本质"时，首先是以"肾的本质"为研究主题。此外，也开展了八纲中阴阳、寒热、虚实的本质方面的探索。

依梁茂新的概述，在60年代，这些研究宣称发现初步成果：在多种疾病诊为肾阳虚证的病者，似乎是有同一而客观的指标变化。在"文革"十年沉寂之后，70年代后期，证的"实质研究"更成为热潮，动物模型在80年代兴起，研究者在各类型政策研讨中绘画蓝图，预期至20世纪末，证的奥秘将能初步揭示。然而，在90年代，经过较严谨的自我审视，"各类研究急转直下……整个中医界陷入困顿、迷惘和无奈之中"。（梁茂新、刘进、洪治平、徐月英《中医证研究的困惑与对策》，第3—5页；并参见本书第八章）

"证"的现代研究陷入困顿，问题出在哪里？《中医证研究的困惑与对策》有深刻和具批判性的分析。在此只列举其中三点：

一是各项研究多存在由于抽取样本不当而造成误差（抽样误差，sampling error），这特别是由于五脏各证诊断缺乏标准化、规范化。

一种证型，依各参考书与各专家制定的规范，有多重诊断标准，按不同诊断标准纳入的受试对象（样本），必然产生抽样误差。（梁茂新、刘进、洪治平、徐月英《中医证研究的困惑与对策》，第 19 页）这归根究底，必须要确立准确的诊断规范标准。

二是各研究指标缺乏特异性（specificity），例如最初以为显示肾上腺功能的 24 小时尿 17- 羟皮质类固醇（24-hour urine 17-OHCS）降低是"肾阳虚证"的指标，后来却发现"脾阳虚证"以及其他脏的虚证也会发现 17-OHCS 降低。（梁茂新、刘进、洪治平、徐月英，同上书，第 12 页）

第三点是最大的问题。现代临床上"辨证论治"大致上有七种应用方法，大都离不开以某种方式与西医的"辨病论治"并行或结合。完全不理会西医的疾病诊断，纯粹地"辨证论治"，少之又少。与西医的"辨病"并行或结合的方式，有把某一疾病分为几种证型诊治的，有将病依阶段分期辨证的，有以药方分证类，再随方加减的。无论是哪一种，都不容易确立"辨证论治"的独特优越性和排他性，即不能清晰地确定在排除西医的"辨病论治"之余，中医辨证论治的独立成效。更为严重的问题是，在西医不同的病类中，当中医诊断出同一种"证"时，治则往往是依病类而不同，并非如理想中所说的"异病同治"。例如同是"气阴两虚证"，在败血症、心源性哮喘、休克、难产等各种西医诊断的病，中医的处方各异，"辨病论治"比"辨证论治"更具决定性。（梁茂新、刘进、洪治平、徐月英，同上书，第 154—161 页）

回归病案看 "证" 的生命力

中医 "辨证论治" （"辨证施治" 似乎是较佳的提法），可能并不适应 "执实地"（literally）以某种定义标准化，也不能直接被 "翻译" 为现代生化学的物质概念。它的由来是临床鉴别诊治，是一种灵活的 pattern recognition。回归病案，细看变化，才见得出生命力。用抽象的概念定义，即使能有统一标准，也不易灵活应用。通过对具体病案诊治的描述，也许可以补充抽象定义的不足。这里选一例作为解说。在中医看来，这一例是平常不过，并非稀奇病证或治法。唯其平常，更有普遍的说明意义。

这是一个与情绪有关的头痛症：

杜某，女，52岁，陕西咸阳市某工厂工人。1992年6月6日初诊：患者因孩子出事，精神受到强烈刺激，头痛头晕已有一周，脑中热痛，眼花，心情烦躁易怒，大便干燥，血压170/95mmHg，伴腰痛，纳食不佳，脉沉弦细，舌质红，苔白。

证属：肝气不舒、肝阳上亢。治法：疏肝理气、平肝潜阳。处方：龙胆草、夏枯草、栀子、菊花、磁石（先煎）、白芍、龙骨、生地、川牛膝、地龙、丹参、大黄（后下）、山楂，六副，清水煎服，每日一剂，早晚各一次。（笔者按：剂量从略，下同。）

服上方后，头痛锐减，头中轰热感减轻，心情（仍）怫郁，大便仍秘，三四日一次，不思饮食，舌红苔薄黄，脉细涩，仍用上方加郁金，六副。此后基本上以上方为主，稍加化裁，曾去大黄加川芎。

至1992年6月27日时，诸症大减，头晕为主，头目不清，心烦易怒，眠差多梦，口干苦，纳呆，舌红苔黄，脉弦细。（证的诊断为）肝阳已遏，肝火已挫，阴虚已显。故以杞菊地黄丸加磁石、夏枯草、川牛膝、川芎、决明子为方善后。至7月中旬，再诊时，诸症已愈，偶有头昏，纳食不佳，仍以补肾滋阴，清肝和血为治，以资巩固疗效。

编者提示，患者初诊时肝火旺甚烈，用龙胆草、夏枯草、栀子、菊花多次清泻仍不易熄灭。方中的磁石、龙骨是潜镇上亢之肝阳，白芍、生地、川牛膝是滋肝肾之阴，地龙、丹参散血中瘀滞，山楂防止伤及脾胃，大黄通大便，使郁热下泄。其后使用杞菊地黄丸是滋补根本，巩固疗效。（原载《疑难病证治》1996，148。收录崔应珉、李志安、王宪玲编《脏象理论临床指南》，第223—224页）

注意几个诊治特色：

1. 在此案例，辨证是施治的主要基础，西医"病症"的诊断（如"抑郁症"）在这里并不视为需要。如果另一个"抑郁症"患者无严重肝阳上亢的证候，治法会是不一样的。

2. 在处方、再诊、再处方过程中，依病势之变做调整。加郁金、去大黄、加川芎，是原方的微调；至27日时，肝火已挫，阴虚已显，"证"已变，即相应改用补肾滋阴的地黄丸。

"证"的动态与时相性，在此可以见。

3. 肝<u>阳</u>盛与肝阴虚相关、肝阴虚兼肾阴虚，在中医学是有理可解的，并不是一般性地、经验主义（empirically）地以药试用。因此，中医学不能被简化为"经验医学"（empirical medicine）。中医也是有使用单味药或标准方治某一病（或症）的，但在应用复方对应复杂证候时，底里就有深一层次的医理。

中医"辨证论治"的临床思维在灵活应用时才能显出"生命力"。然而，中医在现代与西医并存时，面对的基本的问题并未得到解答。在现实发展中，西医学超速向前，更占据了科技与科学的高台阶，中医学如何才建立较牢固而长远的认受性和公信力呢？

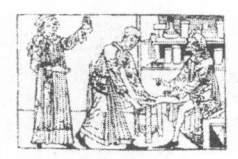

现 代 篇

中西医学的现代对照

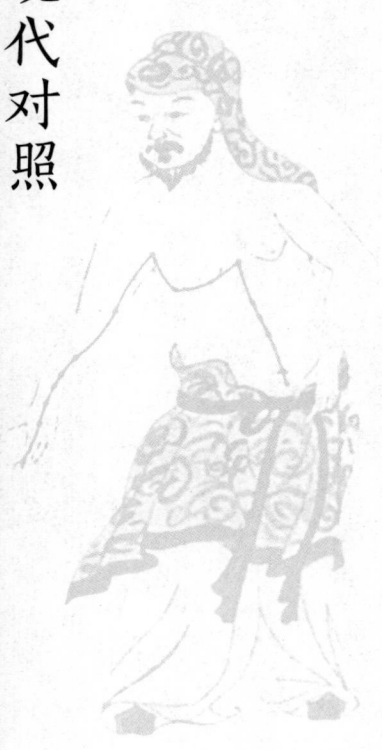

与西医学相比，中医学在近、现代的发展显得踟蹰踯躅。上海医科大学华山医院蔡定芳借用梁启超"变亦变，不变亦变"的提法，断言中医发展非向西医的学术标准看齐不可。他开宗明义说："（百年来）中医学在与西方医学交流中逐渐露出明显的劣势，很快从主导地位一变而成为从属角色，进而由从属而求生存。造成这种局面的根本原因是中医学本身的落后而不是其他。"蔡定芳主张"每位有条件的中医要学习西医，没有条件的要创造条件学习西医，务必保证自己迅速跟上时代的步伐，务必使自己在相关学科与现代医学保持同步发展水平"。（蔡定芳《变亦变，不变亦变——论中医发展大势》，http://zyzh.y365.com/wen/bian.htm，《医学与哲学》2000 年第 4 期）

这篇文章引起了很多争论。这一类争论，某种程度上只是在重复 20 世纪"中医科学化"的旧话。不同的是，当代讨论多了空间，可以提出中庸的立场。张其成是北京中医药大学中医文化研究中心教授。他自称是"补天派"，主张立足于中医学自身的传统去研究和发展中医，对不足的地方给予修补。他从文化学和人类学的视角出发，认为中医和西医是两种不同的科学文化体系，而文化原则上应该可以多元并存。（张其成《从中医发展三派看中医理论研究的切入点》，http://zyzh.y365.com/wen/qierudian.htm）

比较文化、多元并存，这种思路是试图从狭窄的一元科学世界观脱身，进入比较包容、宽广的人文世界，为中医学建立自然而然的长远认受性。人文学科的观点从来就是比较宽容的。著名的哈佛人类学家阿瑟·克兰曼（Arthur Kleinman）就曾指出，不同的人类文化孕育多元的医学，不是只得一种有效模式。即便就"什么是科学"而言，近代西方"科学哲学"（philosophy of science）"从不同的角度给科学所下的定义，据有人统计，有一二百种之多"！（李申《中国古代哲学和自然科学》，第 2 页）

中医学的特色

　　以中国文化为本位，要理解中医学，不能只看医学文献，须得贯通中国文化史的儒、道思想，民俗文化史料，才可以一窥全豹。李良松、郭洪涛提出"文史医学"的新学科理念。今天国内高等医学院校教材，有冯泽永编著的《中西医学比较》。作者认为中西医学之间确实存在着"汇而不通、结而不合"，缺少共同语言的不可通约性特征。中西医的理念不可直接翻译，只可以比较。（冯泽永编著《中西医学比较》，第 3 页）

　　全面的中西医学比较，如冯泽永的主张，要能钻进去深入研究，又能跳出来，在更高视角宏观。中西医学各有独特的认识方法、基础理论、临床思路。比较的角度可以是医学，也可扩至历史、文化、哲学。扩而充之，中医学的特色一个题目可以写成洋洋十万言；然而，也未尝不可以简明概括。

　　张大钊是中国兼习中西医的第一批先行者之一，长期从事中西医结合防治的临床和中医教学，退休后来港定居，从多个途径为本地中医药发展出力。在《中医文化对谈录》中，他言简意赅地说："中医诊病可以用十个字概括，即外内法、整体观及辨证论治，而脏腑学说是强调整体观。"（张大钊编著《中医文化对谈录》，第 40 页。原文"内外法"

是植字之误）

　　——"外内法"即是沿自《内经》的"以外揣内"的诊治方法，现代发展为脏象学说。（见本书第八章）相对而言，西医直接检查人体内部解剖病灶，以至生化分析等，是自内而外，简称"内外法"。

　　——"辨证论治"的思想沿革，在本书上一章已有探讨。中西医对照，西医擅长疾病诊断，中医特长辨证。中医提出"西医辨病、中医辨证"，分工之外也有结合的理论基础。

　　——"整体观"是综合性的观察与判断，与西医抽丝剥茧、寻根究底的分析与简化（还原）方法（reductionism）不同。脏腑学说应用于"辨证"，很少满足于单一脏的孤立的断证，总是动态地描述多脏腑的交互作用。

　　个人以为，中医学"外内法、整体观、辨证论治"三大特色，适宜视为思考讨论的起点，但不宜作为僵硬的定论。

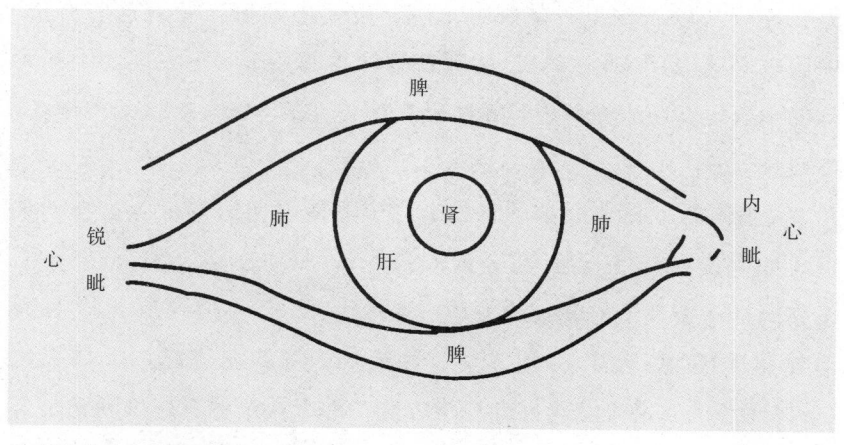

中西医皆有目诊，图为中医的"五轮望诊"

　　与中医学相比，现代西医偏重血液与组织的化验，以及病理的解剖，的确可以说是"自内而外"；但是，这样对照是有点欠确切的。理由是"以表知里""以外揣内"，并不是中医学所独有。中西医学在临床诊断的方法也不是互不相通的。中医有"望、闻、问、切"，西医传统也有"望、按、叩、听"，而且最先发明听筒，也是从外揣内的。

　　在诊断上，紫唇可观心肺，皮肉可观营养，水肿观肾，中西皆然。又试以眼睛的检查为例，中医说"肝开窍于目"，然而在中医的临床望诊中，眼睛不只是用于观察肝病的。所谓"五轮望诊"，是从眼的各部分（黑睛、白睛、瞳孔、眼睑）推断肝、脾、肾、心的病态；此外，从全目望诊，亦可知脱水伤津和久病虚竭。（庄泽澄主编《中医诊断学》，第 64—68 页）同样地，西医也注重目诊，如从眼白诊断肝病和胆病黄疸，从眼窝凹陷也可诊断脱水，而双目斜视则是脑疾病的表现。

　　现代科技与病理学进步，显微镜、X 光、光纤内窥镜、各种扫描等，令西医得以窥见人体"内"部的状态，是"内外法"，但也未尝不可以说是"以表知里"的"外内法"，因为这些现代诊断科技只是扩充了"以表知里"的观察范围。设使中国自己发明这些科技，中医也必会应用来建立自己的新观察体系的。事实上，现代中国大陆的中医也有使用光纤内窥镜协助胃病辨证的。（张文康主编《中西医结合医学》，第 11—12 页）

　　"整体观"是中医学的特色，但也不能说西医学没有这样的观点。如果说，"整体观"是"天人合一"，是"生态医学"，那么西医亦同样注重环境与健康的关系。现代西医诊治不但顾及个人身心，诸如家居环境、工作劳损、季节性疾病，都在研究之列。如果说"整体观"的含义是综合性的思维方法，那么西医的良好诊断正是要求把化验数据、临床观察、流行病学的背景概率知识（prevalence），统合成整体判断和决定。

关于中医的"整体观"，刘延伶、赵洪钧的一篇文章提出了新的看法。他们指出："整体观"作为中医的特色是 20 世纪四五十年代受苏联思想影响而提出的。背景之一是以"辩证唯物论"笼统地"保护"了中医学相生相克对立统一的理论，做成"学术界的虚假的满足感"。作者主张，疾病起因可能是全身紊乱，但当病变集中在局部时，认清病位、重点解决是理所当然的。如果病初起于局部，而能控制病情在局部解决，更是理想办法。文章结语：笼统地自诩为"整体观念"特色，而暗含对认识局部病理的否定的话，是阻碍了中医引进当代科学，也阻碍与西医相结合。（刘延伶、赵洪钧《"整体观念"特色论之反思》，《医学与哲学》2002 年 23 卷 4 期，第 45—46 页）这结论很严厉，也很有见地。

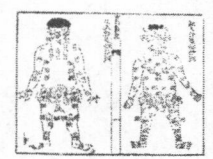

西医辨病、中医辨证

中医提出"西医辨病、中医辨证",有利于构想中西医互补的形式。这种"结合"是中国内地的常规提法,仍有可议之处。"辨证论治"固然是中医特色,然而,"西医辨病、中医辨证"的分工是晚近的提法,而且有可能是夸张了中西医诊症方法的壁垒分明的程度。

前章提及,"辨证论治"一词始于清代《医门棒喝》,其中批评明代医家张景岳伤寒与瘟疫(温疫)两种病都用"补"法,"不明六气变化之理辨证论治,岂能善哉"?(甄志亚、傅维康编《中国医学史》,第 130 页)这里所说的"辨证论治",是要提出辨别"伤寒"与"温疫"两大类不同的传染病。主旨近乎"辨病",而非现今中医理解的"辨证"。

中医在某些疾病的诊治强调辨证,但在不少病类,辨证并不那么重要,例如泌尿阻塞用导尿法、眼有白内障须挑除、骨折用夹板、种痘防天花,都与辨证不相干。

迟至清代,陈士铎在《辨证录》一书中包罗了 126 门病类,载证 776 则,还是辨证辨病并进的。例如卷九"痰证门":"人有痰涎流溢于四肢,汗不出而身重,吐痰靡已,人以为溢饮之病,谁知是胃气之壅乎。"这里要鉴别诊断的是胃液上逆呕吐的缘由,"一有瘀蓄,则秽浊丛积,水道泛滥而横流旁溢矣"。(陈士铎《辨证录》,第 574 页)假如陈士铎生于今天,相信他不会自己设限,止于"辨证",把对"辨病"的知识追求完全让给西医。

陈士铎用"证"的语言解释病理，但诊断上与西医"辨病"为肠阻塞并无不同。西医诊断肠阻塞亦会再细分为器质机械性的（mechanical obstruction，如受肿瘤阻塞）、功能性的（如低钾症致肠失蠕动功能）和严重大便燥结（fecal impaction）等，这些病因并非全是器质性疾病。

西医的细致诊断也不以辨病为自限。例如休克（shock）是综合性的病状，可区分为脱水和失血的休克（hypovolaemic shock）、过敏性的休克（anaphylactic shock）、心衰竭的休克（cardiogenic shock）。治则亦不相同。西医并非不注重病情变化的时相性，只是较少地把病情变化与症候症状综合命名而已。肝炎分急慢性、慢性肝炎分持续与活跃型，也含有"时相性"。癌病必须严分早中晚期与扩散期。

现代老年医学研究"失禁"（incontinence）、"跌跤"（falls）等课题，都是辨病之外兼而诊断功能的问题。康复医学一个主要课题是研究病态步态（pathological gait），焦点也不是辨病。在其他学科也很易找到相类的例子。

强调中西医各自的特色，只能有助双方初步地互相理解，并不能督促中医学更上一层楼。多元并存是比较安于现状的提法。事实上，"西医辨病、中医辨证"的分工，中医自己也觉得不理想。山西医学院门九章说：几十年的中西医结合实践，形成了以"西医辨病、中医辨证"的结合现状，如果仅仅为使中西医可以并行治疗，无可厚非；但若目标是体系上的结合，这种模式却无法达到目的。"西医辨病、中医辨证"，如果只是请中医为西医诊断的某一种病寻找一种疗法，这对结合的理论发展没有很大意义，因为"并没有客观划定这种中医疗法（自身）的适用边界，它究竟还能治哪些病"。（门九章《中西医结合的现实思想与实践》，《医学与哲学》2001年8月，22卷8期，第49—50页）梁茂新更质疑，中医药研究工作向来"由特色出发、经特色坚持、最终体现特色，其实多数是原地踏步，说到底是怕被西医同化"。（梁茂新、刘进、洪治平、徐月英《中医证研究的困惑与对策》，第238页）

"多元并存"不是保障

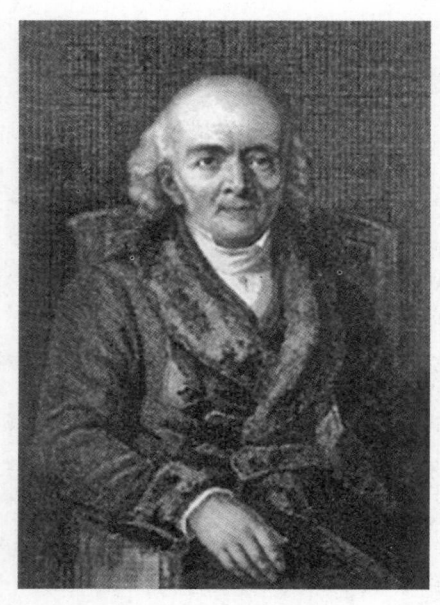

德国医生萨穆埃尔·哈内曼创立的"同类疗法"
学派在 19 世纪初流入美国，流行百多年后，因不
敌现代医学而衰落

强调中医特色也就是强调与西医的相异。因为相异，原则上可多元共存。但即使概念上各有特色，也不一定有助于中医学积极发展。

在西方医学史，另类医学（alternative medicine，亦称非正统医学 unorthodox medicine）也曾以这种比较"特色"的办法试图建立平等地位。全面回顾另类医学不在本书的范围，这里仅以德国医生萨穆埃尔·哈内曼（Samuel Hahnemann，1755–1843）的"同类疗法"（Homeopathy，或译为"顺应疗法"）为例，以供参考。

哈内曼本是西医，1779 年毕业，行医十多年后，对西医的治疗方法（如盖伦传统的大剂量草药方、静脉放血术等）觉得不满

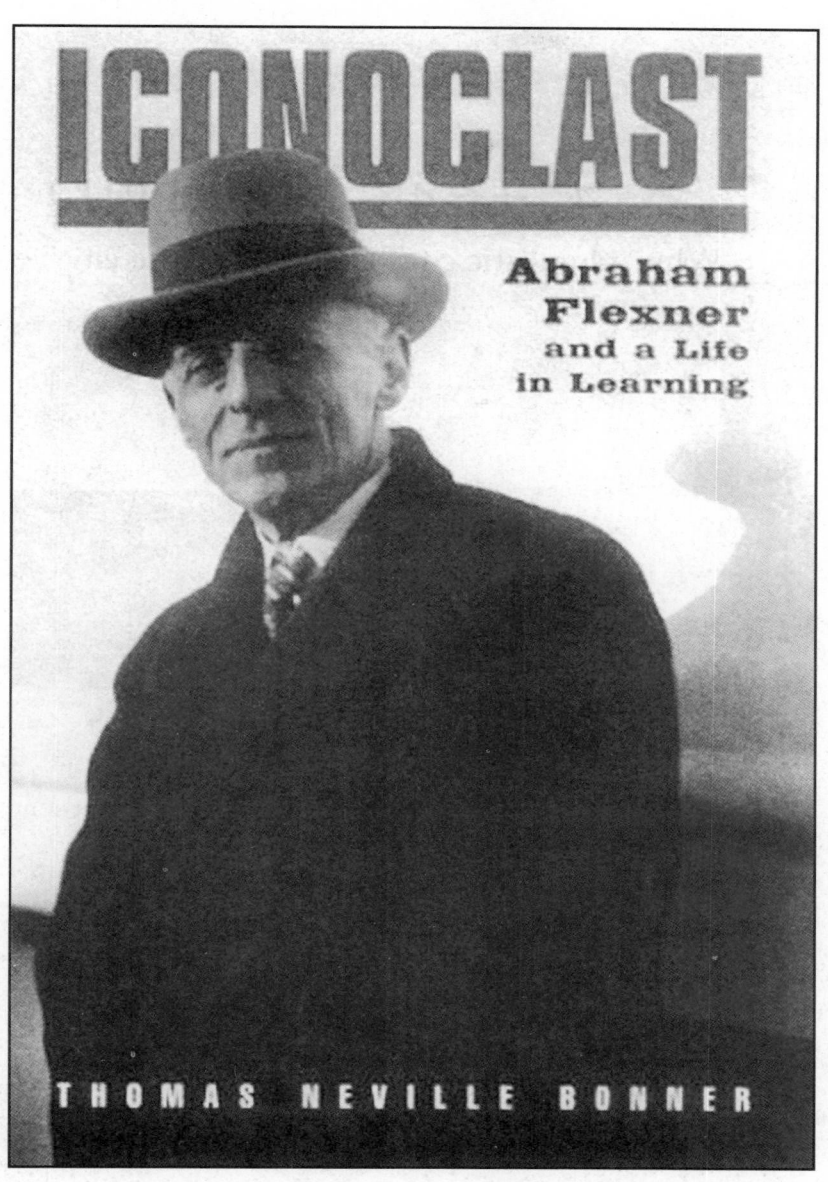

亚伯拉罕·弗莱克斯纳（Abraham Flexner）受卡内基（carnegie）基金会委托对全美医学院进行评审，结果其撰写的《弗莱克斯纳报告》（*Flexner Report*）成为改革现代美国医学教育的划时代文件

意。他对来自秘鲁的"金鸡纳"的退热功能产生好奇（参见本书第三章），以身试药，发现它在健康人体产生的作用，如肌肉疼痛、心跳急促、迷糊昏睡、头痛等和发热病本身的征状相似，因而大胆推论：有功效的药，其药性必与所治疗的病征状相似。［N.Gevitz, "Unorthox Medical Theories", in W.F.Bynum & R.Porter（ed.）, *Encyclopaedia of the History of Medicine*, Vol.l, Chapter 28，pp.604–606］

　　这是明显的不合逻辑的"演绎"式推想，但哈内曼也并非纯然狂想。Cinchona 治发热病（主要是疟疾）的功效，确是比当时的西医药物更好；从一种有效的药物着手寻找药学原理的灵感，不是毫无可取之处。进一步，他坚信高度稀释后的极微剂量的药水也有效力，这成为"同类疗法"的最大特色。哈内曼聪明地铸造新词，把主流西医传统称为"对抗疗法"（Allopathic medicine），以示与"同类疗法"相反，方便宣传自己新创的医学更符合自然，更"顺应"人体内在的生机与复原能力。

　　"同类疗法"在 19 世纪初流入美国，流行了一百多年，创立了自己的医学院。最后，在美国医学会的强力攻击和抵制之下，至1910 年以后式微。无独有偶，当中医学在 1910 年前后为"科学化"与"废存中医"的问题苦恼时，美国的另类医学也正遭受西医的攻击。美国医学会批判另类医学的最强力武器，是 1910 年的《弗莱克斯纳报告》（*Flexner Report*）。《弗莱克斯纳报告》力促各大慈善基金会停止赞助"同类疗法"的医学院，最后终于成功令"同类疗法"的医学院或是关闭或是转型。（M. H. Cohen, *Complementary and Alternative Medicine-Legal Boundaries and Regulatory Perspectives*，pp. 17–20）

　　《弗莱克斯纳报告》并不单是针对"同类疗法"，它对所有在科学上不够严谨的另类医学，以及不符合学术规格的主流西医学院都同样严厉批判。在 1904 年至 1915 年期间，因美国医学会考核评定为不合格而最终关闭的主流西医学院，也有 92 间。

"同类疗法"的生机论观念，例如"生命力""均衡和谐"等，很有文化特色，在理念上可以与主流的西医分庭抗礼；可是，理念上的分庭抗礼，不一定经得起实证的考验，更受不了西医在现实社会的政治力量。如果"同类疗法"的兴衰对中医发展也有启发，那么，在理念上把中西医学做整体的比较，恐怕无助于中医抵敌西医的挑战。

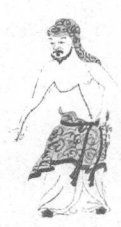

中医的 "小毛驴"

文化多元并存，也还要看文化的强弱。中国医学文化史家马伯英在 20 世纪 80 年代初曾请教老中医任应秋对中西医的看法。任应秋说，这好比现代交通发达，有飞机、轮船、火车、汽车，同时也还有 "小毛驴" 在爬山路。西医再科学、再现代化，还是代替不了中医这匹 "小毛驴"。（马伯英《中国医学文化史》，第 841 页）

10 年后再省思，马伯英说："（西医代替不了中医这匹小毛驴），这也还只是问题的一个方面，效益和利用的方面。科学还应求其原理。自动化机械有机械力学原理，小毛驴爬山负重有生物力学原理。探究其原理的真谛，才是作本质区分的所在。"

马伯英以其博识，认定中西医理应可相通。他也承认西医学近世的研究，是微观为主，而中医却从宏观出发。但他又主张 "中医理论已经到了必须改造的时候，即需要解构和重建"，这样才可免受旧范式理论窒碍中医学在现代的发展。

我的看法与马伯英相近，虽然我会想，"必须改造" 是太强的提法。从金元四大家到清代与现代，中医专家从来不是画地自限，安于既有 "特色" 而不自我演化改进的。无论中西医学，其演化与改进，动力主要有两方面：一方面是临床要解决真实难题，必须 "能过硬"，不能含糊；另一方面是外缘于现代科学。

主张学术过硬、破解难题、正视现代科学，可以当代医家姜春华为例。一般以为"西医治急病，中医的特色是调理"，但姜春华却创新地提出：温病初起，"快速截断"病邪，非常重要。依此思路，他摸索出通腑攻下的截断治法。（张云鹏主编《临床中医家：姜春华》，第5—18页）姜春华在赵洪钧《近代中西医论争史》一书的序言中说："人们都认为中医代替不了西医，西医也代替不了中医。不过，在长期并存中有疗效竞赛的问题，在各自发展中，中医还有结合现代科学的问题。"他一语中的说道："任何学科都不能处于时代科学之外，学术是没有世外桃源的。"

中医学越是安于自身固有的特色，就越有被飞跃的科学医学甩在后头的风险。现代科学发展的特色是"快"，现代西医学的特色是"严"。下面一章，我们试看这"快"与"严"的双重挑战。

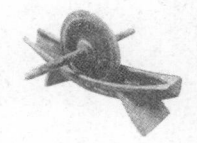

严苛的现代医学

通衛總管

精道

膀胱

膀胱有下口無上
口下口歸玉莖

通春骨

女名子宫

精道下孔亦歸
玉莖精道遵在婦

精孔

溺孔

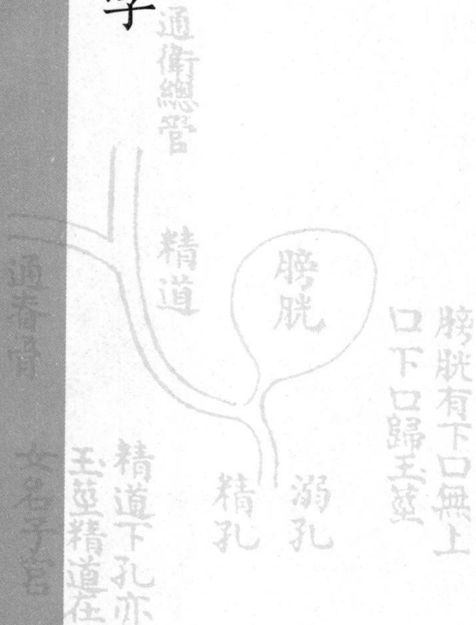

在本书前面各章我说明了一个观点：中、西医学的横向比较虽有意义但也颇有局限；把中医学类比一些大理论如"系统论""控制论"等，虽有启发，但无助于中医学建立有现代学术意义的认受性。在本书的前言中，我说过现代医学的发展，并非以一种整体主义的思考形式进行的。

中医学在现代面对的是"速度"与"过硬"的双重挑战。

中医学的现代发展不可说不快。据张维耀所述，中医学在 1949 年后有两次发展高峰期（20 世纪 50 年代至 60 年代中期、80 年代），这两个高峰期都是由政策推动的。至 1990 年，全国有中医医院 2070 所，中医药行业有"百万大军"，全国 95% 以上的西医医院都设有中医科或中医病房，近三十年出版的中医图书估计达 6 万种，超过过去的中医图书的总和。（张维耀《中医的现在与未来》，第 14—18 页）

张维耀紧接着就指出，在蓬勃的发展表象背后，根本的困扰未除："就科学发展的规律而论，中医还没有摆脱被淘汰的危机。"学术的危机比政策歧视的危机具有更深刻的现代性。这个层次的困难，不是有政府政策支持就能解决的。

Slowness in development—an intrinsic defect of Chinese medicine

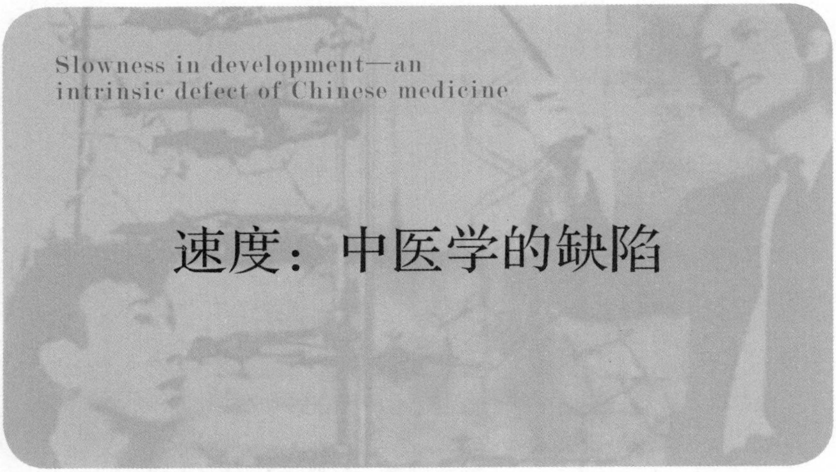

速度：中医学的缺陷

来到21世纪，中医常在自问：往何处去？西医学面向21世纪，前景似乎并无须多问。知识爆炸，科技的扩张只嫌太快太多。詹正嵩等所描绘的21世纪的西医学蓝图，是由具体的研究题目、交叉学科的发展整合形成的进取前景。从一些被视为可能有突破进展的题目可以感受到个中速度：

——应用分子生物学技术切断癌肿瘤的养分供应

——超声波束高热疗法治癌

——电极伞状放热多弹头射毁癌肿瘤

——肺癌的基因治疗

——质子放射治癌，极高速地穿入人体，不损表层组织（见第31—36页）

——电极植入脑深部治帕金森病（第46页）

——具传感功能的电脑植片，替代视力、听力和其他脑功能（第80页）

——先天瘫痪的基因治疗（第125页）

——应用胚胎干细胞（embryonic stem cell）克隆组织与器

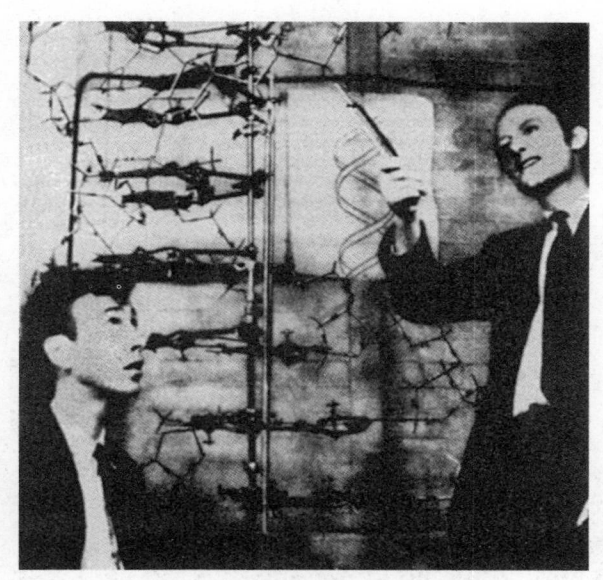

詹姆斯·沃森在 1950 年加入弗朗西斯·克里克在剑桥大学实验室的研究组。3 年之后，DNA 的双螺旋结构已被破解

官（tissue and organ cloning）（第 115 页）

——组织工程研究，仿生皮肤、仿生软骨、仿生肌腱、仿生肾等（第 72 页）（詹正嵩等编著《21 世纪的医药卫生》）

这些创新研究项目并非建筑在宏伟的大理论上，大多是老实不客气地吸纳相关的新科技与基础科学。西医在 21 世纪的创新，将是由新技术带动的，诸如分子生物学、基因研究、干细胞研究、生物晶片等。

基因研究的医学可以为例，说明西医学汲取现代生物科学科技时，飞跃发展的巨大能量。遗传基因的生化学基本单位核苷酸（nucleotide）是在 20 世纪初才被发现的。1944 年，物理学家薛定谔（Erwinn Schrödinger）著书《生命是什么》，断言基因是生命的根本，这本书促使弗朗西斯·克里克（Francis Crick）在 1946 年投身

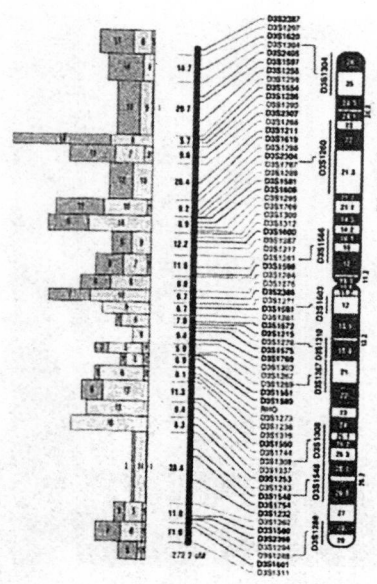

遗传基因的分子生物学研究，詹姆斯·沃森（James Watson）在1950年加入克里克在剑桥大学卡文迪什（Cavendish）实验室的研究组。3年之后，DNA的双螺旋结构被发现。（高也陶、吴丽莉《人类基因测序：民间挑战政府》，《医学与哲学》2002年9月，第26—30页）〔注：此前几年，伦敦皇家学院女科学家罗莎琳德·富兰克林（Rosalind Franklin）及美国加州理工大学莱纳斯·波林（Linus Pauline）等多个研究组亦接近发现DNA的结构，克里克是从富兰克林的助手威尔金斯（Wilkins）提供的X射线衍射（x-ray diffraction）图片中得到双螺旋结构的线索。见谢悦之《寻找DNA双螺旋结构的背后故事》，

人类基因组图计划（Human Genome Project）在1990年以30亿美元投资跨国进行，在2000年6月就宣布完成全幅组图

《信报》2003年6月7日〕这一范围的研究本来非关医学，但往后30年，研究范围扩至基因核苷酸的排序，再而是基因序列与人体各样生命蛋白质（例如激素）的功能关系。一旦技术成熟，相关的医学应用便如雨后春笋。1970年史密斯（Smith）发现了DNA的限制性内切酶（"核苷酸的分子手术刀"），加上迅速发展的测序技术，基因工程（genetic engineering）冒起，并且在80年代初迅速应用于药物制造，包括红细胞生成素、人胰岛素、生长激素等。（高也陶、吴丽莉，同上书，第26—30页；吴岚晓、郭坤元、秦煜《基因工程药物发展的历史及启示》，《医学与哲学》2002年12月，第11—12页）

1990年，美国国立卫生研究院和能源部发动人类基因组图计划（Human Genome Project），以30亿美元投资于人类基因的全幅测序，跨国进行，并预期15年完成，但在民间公司塞雷拉（Celera）与官

方研究竞赛之下，2000年6月26日，国际人类基因测序联会就宣布完成了全幅人类基因（26000—38000个）组图。（高也陶、吴丽莉《人类基因测序：民间挑战政府》,《医学与哲学》2002年9月，第26—30页）人类基因组图只是结构上的序列图，往下的研究将是与基因序列相应的功能研究。功能一旦全面被揭示，应用潜力不可估量。这是21世纪科学、科技、西医学、西药学四蹄疾奔的图像。

《21世纪的医药卫生》书中亦殷切地展望中医药学的前景。与西医学对照，中医药学的前景图像，大多是寄望与主张，较少像西医那样对科研项目有乐观而具体的预期。期待现代中药研究开发出优质的"三效""三小""三便"的新型中药（"三效"指高效、速效、长效；"三小"指剂量小、毒性小、副作用小；"三便"指便于贮存、携带和服用），只是原则性的要求。在临床方面，寄望建立"证"的标准规范、证候的诊断"计量化"、中医四诊"客观化"（发展舌质仪、舌色仪、脉象仪、闻诊仪等），都是以采纳现代科学为条件的。新药物研究只能在少数个别范围中有望突破，但多是单味的新药，例如抗凝药、抗癌药、西藏药物等。海洋生物药（"蓝色药物"）概念上是新的大范围，能否很快丰收，并不可料。

整体而言，中医药并未能得益于现代科学方法与相关科技的巨大能量，为自己的发展加速或更新。

现代西方医学的精密化

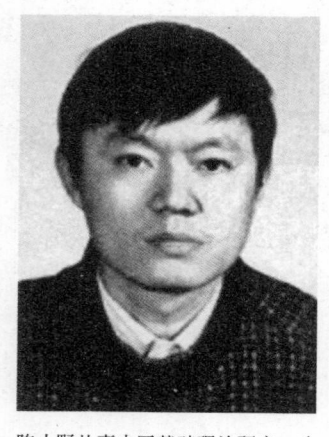

陈小野从事中医基础理论研究、动物模型理论与实验研究。他强调中医学的方法学要现代化，只应用现代技术并不足够

寄望中医药"规范化""计量化""客观化"，只是科学方法的基本要求。这又回到中医应否"科学化"的老问题来了。

中医抗拒"中医科学化"的提法，而对"中医现代化"比较易于接受。"中医现代化"比"中医科学化"较为中性，空间也宽阔一些。但是"中医现代化"的提法到底还是离不开科学的要求。陈小野指出："科学化"是（中医）现代化的前提。现代化包含了科学内容和科学形式两者的进化。他认为"科学化"的提法有价值，可以为内容和形式提供进化的观念，而传统"托古改制"的（中医）学术发展方式，只会停留在"前科学"阶段，无论对科学内容还是形式来说都是反进化的。［陈小野《中西医结合在我国医学发展中的地位》，第二届中医证的研究学术讨论会发言，《中国中医基础医学》1998（增刊），第17—20页］

陈小野是中国中医研究院研究员，从事中医基础理论研究、动物模型理论与实验研究。他的学术颇富强烈的批判色彩，他倡议彻底革新，尤其强调方法学的现代化，并指出中医在现代技术的应用上并不足够。在《中医理论现代化概述》一文中，陈小野断言："中医传统方法论与现代科学方法论的最根本区别，在于其非实证性和非逻辑性。前者指在知识体系和客观事物的关系上，不遵守知识来源于客观事物、具有可检验性、接受客观事物检验的基本原则。"他直指中医思维过程违反形式逻辑要求。（陈小野、佟彤、邹世洁《中医理论现代化概述》，http://www.cintcm.com/lanmu/julebu_zhuanjia/yisheng_chenxiaoye/chenxiaoye_lilun/lilum_15zhongshu.htm）

作者具洞悉力的观察是：中医学在现代发展，最艰难的转变是要革新自己的方法论。西方医学从文艺复兴至 19 世纪期间，花数百年工夫，早已完成了方法论的转变，中医学的变革在时间上非常迫切。（"方法论"，指现代的科学方法，例如实验研究、计量方法等）

作为西医学的科学方法，在近世数百年的确狠下了一番功夫，历程亦不无挣扎。现代的科学医学（Scientific medicine），法国是先驱。实验研究、计量方法等现代科学方法，在法国大革命（1789）之后发展成熟。法国大革命摧毁了原有的自满因循的学术建制，19世纪学术重新建设，科学院（Academy）成为新兴的崇高的殿堂。法国科学院的灵魂是"精密科学"（exact science），这是"实验、直接研究、精确观察、喜爱确实性的精神。它起初是笛卡尔主义（Cartesian）的，后来变成牛顿主义（Newtonian）"。（梅尔茨著，周昌忠译《十九世纪欧洲思想史》第一卷，第116—117页）笛卡尔以心物二元论知名，牛顿的物理学背后是机械的世界观。两人都是杰出的数学家。由此看来，不精确、不能计量、不严求客观，就不能进入现代科学殿堂。

18 世纪末，法国科学院由物理、化学和自然科学的院士主导，医学只是一个年轻的小弟弟，处于有点自卑的"陪补地位"，当时，它还远远"未能充分给出原理上的恒定性和论证上的证据性。因此，满足不了那种时时摆脱古老学院思辨之弊端的（喜爱确实性）的精神"。（梅尔茨著，周昌忠译《十九世纪欧洲思想史》第一卷，第110页）与物理、化学和自然科学相比，西医学既年轻又不成熟。要争取与自然科学平等的学术地位，西医学不能满足于"医疗是艺术"那种古老浪漫。艺术是虚的，严谨精密的科学才是实在的成就。西医学从此刻意清洗"思辨"的元素，精密实证是真理之本，也是争取科学殿堂上崇高席位的依托。

19世纪还有另一个医学领导者，那是富于浪漫主义精神的哲学传统的德国。德国大学本来自有一套广阔的科学理念，称为科学（Wissenschaft）。科学是知性的智慧之学，并不是与哲学相对立的科学。法国那种把精密和严苛的实证研究方法视作至高无上，本来并不合德国大学的脾胃；哲学与科学并彰，才是整全的知识体。（梅尔茨著，周昌忠译，同上书，第144页）法国的"精密科学"主张最初传至德国大学时并不受欢迎。（梅尔茨著，周昌忠译，同上书，第172页）然而，到最后，德国的学界也被征服了，严谨精密的实证学风全面胜利。及至罗伯特·科赫与鲁道夫·微耳和两位德国医学家出现的时候（见本书第一章），德国已经成为以巴黎为中心的精密科学共同体的成员。

以精密科学为本的德、法医学在1820年至1890年间更征服了美国。在1890年之前，美国几乎是法国和德国的"医学殖民地"。（R. Stevens, *American Medicine and the Public Interest*, p. 57）在19世纪末，美国人多往欧洲习医，受学于讲德语的大学，其中有病理学家韦尔奇（W. H. Welch）、解剖学家玛尔（F. P. Mall）和药理学家埃布尔（J. J. Abel）。他们三人后来在美国协力创建约翰斯·霍普金斯（Johns Hopkins）医学院，特别强调严谨临床研究与精密实验研究，并且提高入学标准。学生要先完成四年大学本科才可开始攻读医学，实验研究的知识基础就在四年本科阶段打造。在1900年前后，"科学医学"的共同体终于横跨欧、美新旧大陆了。（W. F. Bynum 著，曹增芬译

《十九世纪医学科学史》，第144—145页）

就是在这样的历史发展中，西医学通过不断的自我审视、自我要求，在200年间摸索出严谨而较少主观偏倚的一套方法学。按道理，中医学应亦可通过自我审视而更新方法，在现代开拓出新的局面。但是近代史上的沉重危机，令主流中医认定了"中医科学化"的要求便是"西医同化中医"。李致重发表的《中医现代化的若干思考》可以代表中医学术主流的观点。他说：中医要走自身发展的道路。在"中医现代化"的过程中，中医学必须是主体。"西医化"和"中西医结合"都是不通之路。（录入崔月犁主编《中医沉思录（一）》，第260—268页）。

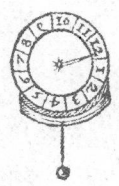

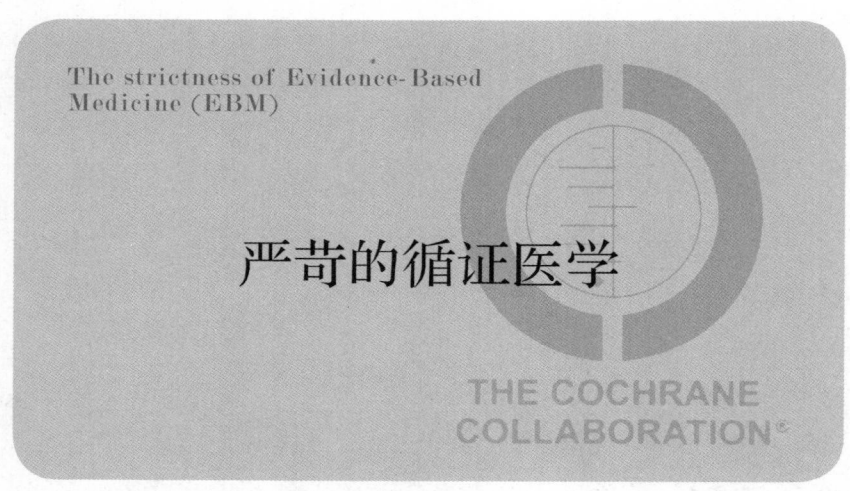

严苛的循证医学

强调严谨临床研究与精密实验研究的"科学医学"在最近十年更上一层楼，结合了宏观的临床流行病学（clinical epidemiology）与生物统计学（biostatistics）的方法，追求统一地依循实证知识的医学理想的实践，称为"循证医学"（Evidence-Based Medicine，EBM）。"循证医学"在20世纪90年代初创建。十年下来，俨然成为现代医学的先锋运动。它坚执地问：我们怎样可以确知那些惯常使用的治疗方法确实"客观上有效"？如何加速淘汰那些通不过严谨检验的治疗方法？

中医的临床对此一新动向的威力尚未真切正视。中医科学化的争论已近一百年，今天的中医倾向于从宽松的观点理解科学，例如张其成说：严格意义的科学，必须满足三个要求：逻辑推理、数学描述和实验检验。若依此严格意义，在欧洲16—17世纪"科学革命"以前，不仅中国没有科学，西方也没有。但科学也可以有宽泛的定义，例如理解为"对宇宙万事万物规律的探讨"，若采取宽的定义标准，则传统中国也是有科学的，不过它的特征不是公理论而是模型论的。（张其成《中医现代化悖论》，http://www.chinaqigong.net/tzdh/lunwen/zqc.htm，载《中国医药学报》1999年第1期）

这还是从宽厚的文化观点为中医学求立身之地。"科学方法"是寻求知识的利器，它又是量度可信性的一把尺子。理论上，这把尺子当然是可以严苛也可以宽容的。在法国"精密科学"的潮流席卷西方之前，科学的确有较宽容灵活的历史，但总的来说，"科学医学"趋向严谨甚至严苛的大动向，不可忽视。"我们怎样可以确知那些惯常使用治疗方法客观上有效？"这是看似非常简单的问题，却为"科学医学"订立新的严苛标准。在 20 世纪 90 年代，当中医学为"是否应科学化、如何科学化"等老问题掀起新思考之际，西医学已经进一步为自己提出新的要求。

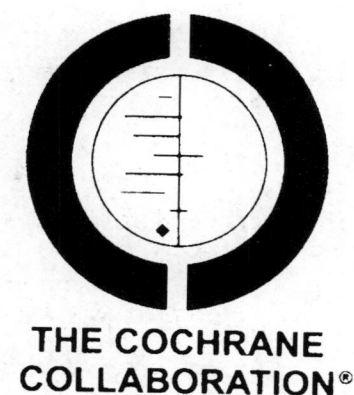

THE COCHRANE COLLABORATION®

"循证医学"最著名的国际学术协作组织科克伦协作网在 1992 年成立，至 2001 年已在全球 13 个国家成立了中心

对"循证医学"标准的定义和说明是这样的："循证医学是指遵循科学依据的医学。其核心思想是医疗决策（即病人的处理、治疗指南和医疗政策的制定等）应在现有的最好的临床研究依据基础上做出，同时也重视结合个人的临床经验。"（中国循证医学中心,《知识窗》第一期, http://www.chinacochrane.org/cochrane_chinese/z1.htm）

这看似是平平无奇、卑之无甚高论的提法！近世的西医学岂不是从来依据科学的吗？主张把最好的研究所得与个人结合，更似是调和式的中庸主张。何以"循证医学"竟成为新的医学运动？

医学素来尊重博学的权威专家，他们的心得和对病例的观察，颇具领导作用。过往，临床指南多是以专家组（expert panel）的方式，依其博学与共识来推荐最佳的治疗方案。循证医学的严厉之处，就在于不理会医学权威意见，不问传统积习，坚持依据统计学和研究方法学的客观要求，来评定任何临床知识的可靠程度。它的"新"，在于严格地要求客观证据，树立"统一、单一"的知识评级方式，并且责成医生遵循实践。

按循证医学的评定，把临床研究的证据，按质量和可靠程度分为五级（一级可靠性最高，依次降低，五级可靠性最低）：

一级：所有随机对照试验（Randomized Controlled Trials，RCT）的系统性评述（Systematic Review，SR），或 Meta-分析（Meta-analysis）。

二级：单个的样本量足够的随机对照试验结果。

三级：设有对照组但未用随机方法分组。

四级：无对照的病例观察。

五级：专家意见。

按照这五级评价，目前大部分西医的日常临床治疗方法，都攀不上第一、二级。简单如以洋地黄（digitalis）治心衰竭，西医沿用已数百年[最初是毛地黄（foxglove），见本书第三章]，但要寻找一、二级的证据，并不容易！

"循证医学"的"金标准"（Gold Standard）是大样本随机对照试验（RCT）和随机对照试验的系统性评价（SR）或 Meta- 分析。系统性评价和 Meta- 分析都是依靠专门的统计知识，并且需要有组织地搜寻、检阅和评定大量的研究数据，并非个人之力可以进行，建立协作的学术中心，因而是自然不过的。

现今最著名的学术协作组织是科克伦协作网（Cochrane collaboration）。它 1992 年在英国牛津成立，至 2001 年，全世界已有 13 个国家成立了中心，包括英国、荷兰、法国、意大利、挪威、加拿大、澳大利亚、巴西、南非、西班牙、德国、中国和美国。1999 年 3 月，中国的中心在四川大学华西医院（原华西医科大学附属第一医院）成立。

科克伦协作网是依临床流行病学家阿奇博尔德·科克伦 [Archibald Leman Cochrane（"Archie Cochrane"，1909–1988）] 命名的。阿奇博尔德·科克伦本人并不曾参与中心与协作网的筹建。在牛津成立科克伦第一个中心时，他已经逝世了。循证医学至今发展出来的面貌严肃、冷静，甚至有些呆板，但阿奇博尔德·科克伦却是以热诚、调皮、好辩、富睿识和坚定的信念而感染医疗界的。他一生事业中只进行过一项临床对照试验，但一旦发现英国的公立医疗（National Health Service）的

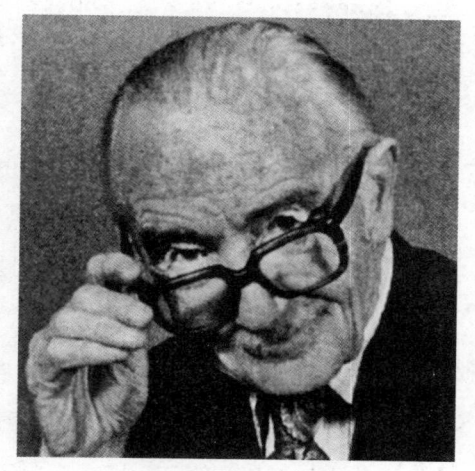

循证医学至今发展出来的面貌严肃刻板，但其始创人阿奇博尔德·科克伦本人的性情却是热诚、调皮、好辩而富睿识的

许多治疗成规都缺乏随机对照试验研究，他就四处挑战和质疑，为何我们不更严格地要求证据？在临床上为何不贯彻实行研究的发现？（关于阿奇博尔德·科克伦其人其言，可参看 http://www.smj.org.uk/0802/cochrane.htm）

在 20 世纪 90 年代，戴维·萨克特（David Sackett）是积极推广"循证医学"的学者。90 年代初，他率先在加拿大麦克马斯特大学推动"循证医学"的实践；1994 年，牛津大学聘请他出任新建的循证医学中心主管。

戴维·萨克特的著作丰富，论辩严密，他搭起了一道桥梁，把循证的评价思维方式引进临床医疗世界，又解答了大量来自医疗界对循证医学的质疑（例如"循证医学"会否抹杀医生的临床心得；它会否成为医疗管理人的工具、桎梏，束缚医生专业的自主性；"循证医学"会否成为收缩医疗拨款的借口等）。萨克特最重要的贡献，是促使循证医学成为医学教育和培训的框架范式，令循证医学之传扬得以巩固。现今欧美的医学生，在他们毕业行医时，大概没有谁是不曾接触循证医学方法学的。

中医面对循证医学

　　近年中医学界才开始注意到循证医学的崛兴与流行。中医惯于对医学进行哲学思考，循证医学的哲学看来真是乏味而无甚高论。杨维益认为，循证医学要求在临床上使用最好的研究证据，只是理所当然，并无新意；至于 Meta- 分析等方法与级别评定，也近乎象牙塔的产物，与实战的临床相距太远。他认为循证医学的"新"价值，只在于它提倡把研究证据、医师心得、病人观点三结合，尤其是医师与病人的结合，"这是它的意义所在，尽管始作俑者可能并未意识到这一点"。只有在这一点上，循证医学才值得把握，而且可与中医学共通。他尤其不赞成对循证医学的评价方法学全套亦步亦趋，"这样只会表明中医的头脑比循证医学的创始者更落后"。（杨维益《中医学：宏观调控的功能医学》，第 306—309 页)

　　以为循证医学特别重视临床心得，可与中医学相通，是良好意愿，但可能是一厢情愿。客观上，循证医学是一以贯之的严苛，无论对西医或中医都是如此。它质疑一切既有医疗积习的可信性，坚持严格地批判主观偏差的与研究方法上的偏倚（bias）。这里面的"质疑之学"（循证医学有 critical appraisal 的方法），绝不是可以轻易对付过去的。按照循证医学的评定准则，中医很多疗法只能列入第四、五级。例如以针灸治疗脊椎神经受伤、脑创伤等疾病的研究，因为案例少而多不设对照组，若按循证医学的评定其"可信性不高"。

　　广州中医药大学赖世隆是少数曾接受严谨临床流行病学训练的中医学者，曾在加拿大麦克马斯特大学（McMaster University）进修，并从学于循证医学的推动者戴维·萨克特，回国后成为循证医学与临床流行病学应用于中医学的推动者。他建议，在方法学上，中医学可以从循证医学与临床流行病学汲取严谨的自我审视概念。尤其在临床研究中，要坚持严格的逻辑推断，包括识别与减少机遇（chance）对研究结论的影响，以及控制和减少偏倚对研究论的影响。他提出中医药循证研究可以着力于几个领域，包括中医药治疗性研究文献的系统性分析（systematic review）、完善证候诊断标准、中医药随机对照临床试验、建立科学系统的中医药临床疗效评价体系，以及中药不良反应因果关系判断。（赖世隆《中医药循证研究若干自身特点的探讨》，香港中西医结合学会周年大会上的演讲，2003 年 1 月 22 日）

近年来，国家中医药管理局也开始注重循证医学教育了。1999年 6 月，国家中医药管理局科技教育司在广州召开"循证医学与中医药研究"研讨会。与会者的共识是：目前中医药研究的论文，采用严格的随机对照试验方法进行的比例很少。循证医学的关键，尤其在于"证据"的真实可靠程度。如果用于系统性评述（systematic review）的研究论文原始材料质量差，则系统性评述的结果也有大偏倚，这会使循证医学成为"无米之炊"。会议总结提出要引入循证医学方法进行中医药研究，特别须重视培训，提高中医药"证据"的可靠性。会议更提出要从临床科研人员，包括中医药学术杂志的编辑人员培训着手，提高科研素质和研究论文质量，并在全国中医药系统推广与普及循证医学和系统性评述的知识。（循证医学与中医药研究，http://www.cintcm.ac.cn/lanmu_ac/zhuanti/index_xunzheng.htm）

这些建议，似乎要全面拥抱循证医学的方法学与评价原则。认真跟进、全面推行的话，"中医科学化"的问题将要掀起另一浪潮的争论，因为这意味着把中医学发展纳入严格的循证医学范式；在主流中医界看来，这种范式是外来的。然而，中医学的临床知识，可以完全依照循证医学的格式去评价和审核吗？

瘟疫里的省思

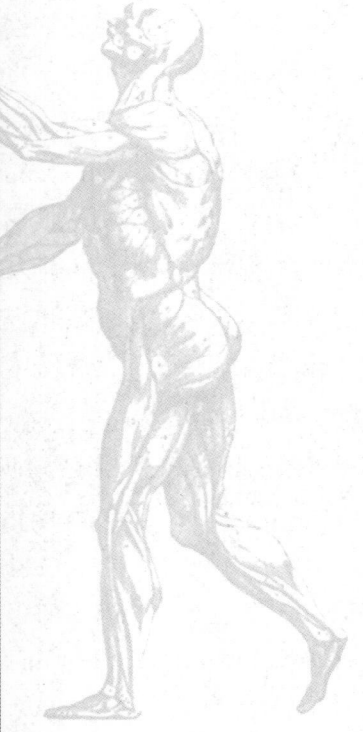

2002 年初动笔时，中医药在香港的前景，连是否能作为常规的"补足医学"（这是指在西医为主的医疗体系中担任补足与辅助的常规角色）都不曾确定。中西医学有什么异同？可否相通？中医面对现代有什么挑战？现代医学能否吸纳中医？这些本来都是有点遥远的问题。没有想到，2003 年春天，在动手校定书稿时，香港会忽然陷于一场瘟疫当中。在防治瘟疫声中书写本章，议题竟是如此立体地真实和迫切。

世界卫生组织（WHO）在 3 月 15 日正式宣布这是人类面对的一种全新的疫症，称为 Severe Acute Respiratory Syndrome（严重急性呼吸道综合征），简称 SARS。据各方资料，疫情是从 2002 年 11 月起在广东爆发。内地把它称为"非典型肺炎"，但它的病情显然有别于其他已知的非典型肺炎，特别是在病发后的第二周，部分病人病情会急转直下，不少病例更需要仪器协助呼吸，死亡率不低。它的传染性极强，医护人员与家人会集体感染。

2 月下旬，广州一位刘医生来香港参加婚宴，途中发病，22 日入住广华医院，其后不治。入院前，他在住宿的酒店传染给了其他旅客和访客，疫情从这儿向全球蔓延。其中一位访客在 3 月 4 日因肺炎入住沙田威尔斯医院。以下两周，这位源头病人辗转传染了 200 人，当中有 87 位医护人员和 17 位医学生。香港的抗疫战幔于此掀起。

一位旅经香港往越南的陈先生也在这家酒店受到感染，抵河内后发病入院。世界卫生组织驻越南的流行病学专家卡洛·乌尔巴尼博士（Dr. Carlo Urbani）在 2 月 28 日参与会诊。往下几天，医护人员纷染急病，乌尔巴尼博士在 3 月 9 日说服河内卫生官员关闭医院。3 月 12 日，世界卫生组织收到乌尔巴尼博士的报告后，向全球发出警告。但在前一天，乌尔巴尼博士自己也发病了，18 天后去世。除越南之外，新加坡、加拿大等国家亦相继爆发疫症，并蔓延至 30 多个国家及地区。中国大陆有最少 26 个省、直辖市发现病例。台湾地区疫情在 4 月下旬开始严重爆发。

在瘟疫中相遇

在防治这次瘟疫的舞台，主角是传染病与呼吸道疾病医学、流行病学、公共卫生学、微生物学、分子生物学与基因研究。瘟疫把许多国家的科学家、医药卫生专家拉到一起，以世界卫生组织为首的跨国科学医学共同体展示出了它的力量。

瘟疫也令在香港的西医与中医相遇。

在中国大陆，中医药在防治 SARS 之战中早已有一个与西医配合的角色。香港是在 4 月底才研究引进中医药，当时争议和问题不少。引进中医药之前，西医治疗成效尚称满意，威尔斯医院首批百多名病人死亡率低，在 5% 以下，与广东省中西医结合的效果相若。然而，这早期的鼓舞很快消退。从 3 月 21 日起，香港发生了由密集式多层大厦淘大花园（Amoy Garden）为起点的可怕社区爆发，300 多名居民同时发病，在几天内涌进医院，不但把整个香港公立医院的抗疫战推到极限，也引致新一浪的医护人员集体感染；更可忧的是，这一浪病例的死亡率迅速上升，年老病人的死亡率超过六成，年轻病人与医护人员的死亡个案也在四五月间相继出现。在疫症早期有效的药物——利巴韦林（Ribavirin，一种抗病毒剂）和 Methylprednisolone（一种类固醇激素）——疗效逐渐显得有限。

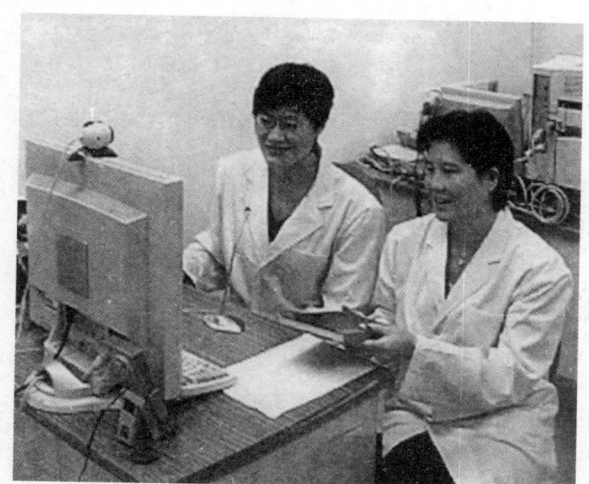

图为广东省中医师林琳（右）和杨志敏（左）到港参与诊治 SARS 病人

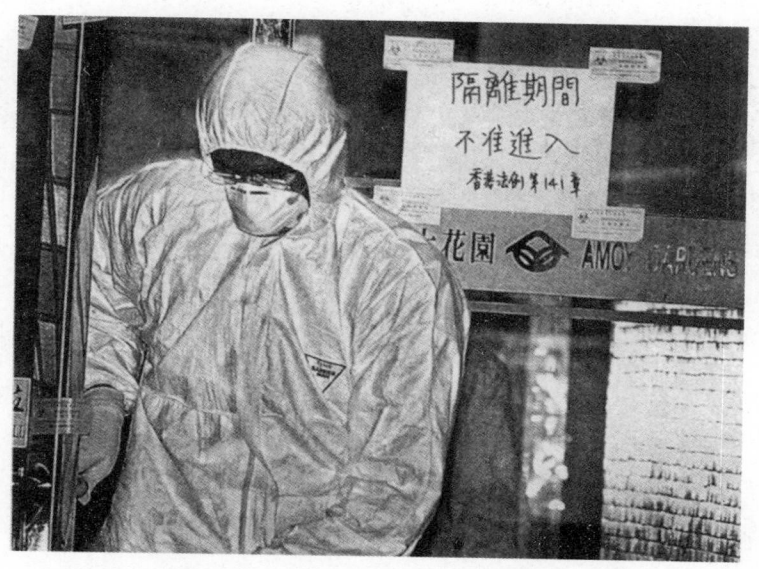

以淘大花园为起点的社区爆发，百多名居民同时发病，并引致医护人员集体感染。疫症
在密集的城市震撼特大

　　新一代病毒似乎加强了杀伤力，又或者淘大花园的特殊环境因素令病者受到较严重感染，无论如何，统领全港公营医院的香港医院管理局（下简称"医管局"）开始考虑引进中医药作为防治SARS的辅助手段的可行性。香港中文大学中医中药研究院梁秉中率先联系民间企业力量，推出中药预防SARS的制剂。（这是以传统玉屏风散和桑菊饮为基础加减，再加上大青叶等相信具抗病毒作用的本草配制而成的）在香港有悠久中西医服务传统的广华医院也推出预防的中药。

　　5月初，广东省中医院医师林琳和杨志敏应医管局之邀，以研究交流的形式来港，参与诊治SARS，包括急症和康复阶段的病人。

　　本地的中医力倡加快引进中医药治SARS，指陈内地早已确认中西医结合有效。香港的西医对此有广泛而强烈的存疑。历史与文化隔阂令香港西医严加审视中医的可信性，几乎是从零开始。西医未见到学术上坚实的报告，便问："严格的证据在哪儿？"这也不是刁难，内地确未见发表严谨的中西医结合与纯西医医治SARS的疗效比较。

　　中医药的支持者提出，SARS属"温病"范畴，中医对抗时疫上溯至汉代张仲景治伤寒，而"温病"的治疗亦可从明代说起。西医却不接受这种逻辑。"温病"范畴太广泛笼统，这正如西医不可以说自己有很多医治"肺炎"经验就能有效医治SARS。"肺炎"也是太广泛的大类，甚至"非典型肺炎"也有很多种，治法各异。

　　这是一次难得的中西医相遇。然而，在香港，这也是不容易真正对话的场景。

　　5月4日，香港中西医结合学会与医管局协办了一场"非典型肺炎中西医治疗探讨会"。香港西医介绍临床经验，广东省来港的林琳医师介绍中医治SARS的分期、辨证和组方治则。在讨论中，我提供了一些资料作侧面补充，指出金代张完素（参见本书第二章）的《珍珠囊》中，以三个阶段描述疫症病情，与西医治SARS的思路相似。我引述的是武汉学者林建予、寇华胜的观点。张完素《珍珠囊》描述病情的三个阶段：

> 初者，病邪初起，正气尚强，邪气尚浅，则任受攻。
> 中者，受病较久，邪气较深，正气较弱，任受且攻且补。
> 末者，病魔经久，邪气侵凌，则任受补。

他们以现代医学语言做译解：

> 疾病初起，邪气侵犯，应尽快透邪外出，减少或消除抗原的病理危害。
> 疾病中期，正邪交争，自身免疫亢进表现明显，以大剂清热解毒或活血祛瘀处之，可能会抑制病理性免疫。
> 后期邪盛正虚或无邪纯虚，则以扶正固本为主，或兼以祛邪，以提高机体的免疫修复能力。（《中医免疫医学》，第89—90页）

有趣的是，这"三个阶段"的诊治思路与香港西医专家摸索出的 SARS 病理规律和治则几乎完全相同。SARS 病毒入侵人体至发病，在第一周高速自我复制（viral replication），但对肺部的最大损害是在中期，病毒数目不再上升，病人自体的病理性免疫反应过度，肺部的弥漫性肺炎及呼吸衰竭都是由病理性免疫造成的。[J.S.M.Peiris et al, and members of the HKU/UCH SARS Study Group, *The Lancet*, 2003 May 10；361（9369）] 4月底，中大医学院内科及药物治疗学系主任沈祖尧提出了调整治疗方案的思路。抗病毒的药物宜在早期投入；类固醇激素不宜从一开始就高剂量投药，可观察中期自体病理性免疫反应造成肺炎与呼吸衰竭的病势，再作调剂。病人的生理与病理反应，都是须观察参照的重要变量。这种动态的、具时相性（phasic）的治则思路，与中医辨证论治可以相通。

本书第二章也提到，自金元时期，医家已注意到不能照搬古方医治时疫，治病法则要从现实实践出发。这种探索改良的精神，往下开拓了明清两代的"温病学"。温病学的重要性，不只是建立了一个派别；而是从根本上批判了硬套古典的思维，反对把温病当作古时的伤寒病医治。广东省中医院在医治 SARS 一役中也是按诊治的SARS 病人百多例，实践总结出各阶段不同证型的治则。在广东省中医院的老中医专家顾问中，邓铁涛亦为成员之一。本书第二章便曾提及邓铁涛对清代吴鞠通的温病学深有研究，这可说是一脉相承，但其可贵处并不在直接套用古方，而是汲取传统学问，重新"辨（瘟）疫"、分期、辨证，这是实证工夫。广东省中医院的方案也未必就是定论，但实践为本的精神与香港的西医可以相通。SARS 对西医也是全新的对手，西医也是在作全新的探索！这些探索并不完全符合"循证医学"的金标准，却是重要的学问精神。在这里有中西医相互理解的基础。

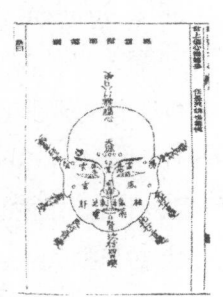

医学的科学武器

关于中西医应如何对话与配合的讨论，进展是缓慢的。我们仿佛又回到 20 世纪的上半叶了。在这次的 SARS 瘟疫中，科学研究的运转速度却又比上一世纪初快得多。10 个国家及地区的 13 个病理及微生物学研究实验室日以继夜地追寻致病原，成果之多之快，十分惊人。（这 10 个国家及地区是加拿大、法国、德国、中国、中国香港、日本、荷兰、新加坡、英国、美国。其中，中国内地的两个研究实验室是在 4 月初加入这个国际研究协作网的，http://www.who.int/csr/don/2003_04_16/en/）

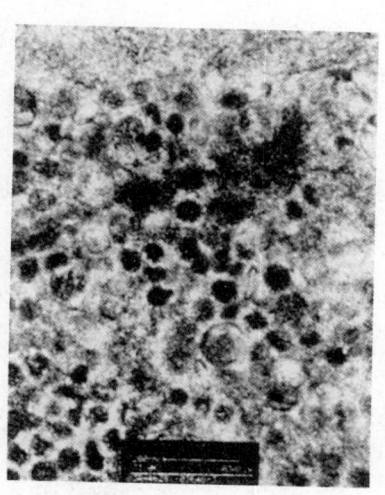

现今科学研究的速度比上一世纪快得多。在香港疫情爆发的第三周，香港大学的研究小组已发现病因是冠状病毒（图片由香港大学 Prof. M.Peiris 提供）

3 月 22 日，仅仅在香港疫情爆发三周之后，香港大学医学院微生物学系裴伟士（Prof.Malik Peiris）及袁国勇率领的研究小组宣布发现一种新冠状病毒（coronavirus）是引致这次疫症的病原体（pathogen）。

4 月 11 日，美国疾病预防控制中心（CDC）确认冠状病毒是可

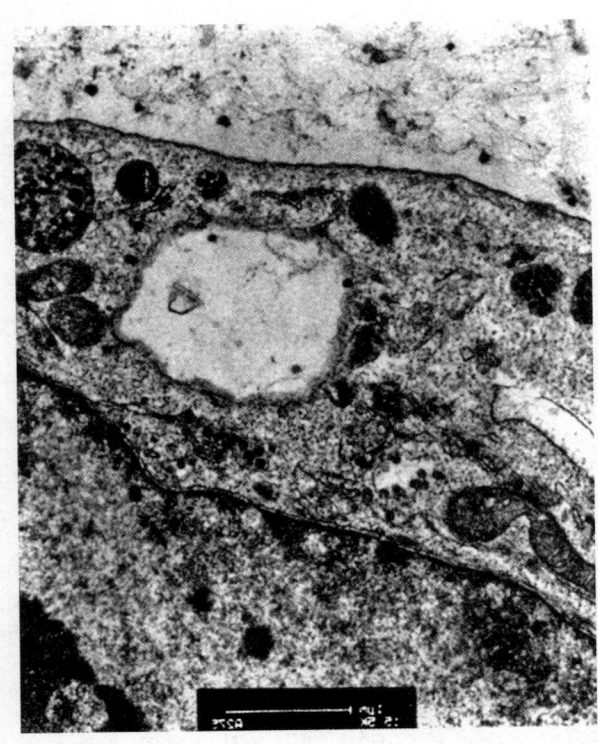

另一幅香港大学发现的冠状病毒图（图片由香港大学Prof. M. Peiris 提供）

能的致病原，但指出，依严谨的标准，必须证明：（1）冠状病毒不但可在病人的分泌物或排泄物中培种出来，更必要有侵入活组织的证据；（2）病毒须在活动物实验证明可引致与 SARS 相似的病。（http://www.cdc.gov/od/oc/media/transcripts/t030410.htm）这相当于微生物学著名的科赫的条件中的（Koch's postulates）第三、四点要求。（科赫的条件是确立一种病原体真能引致某种传染病的条件，包括第一，在病人身上都能发现此病原体；第二，病原体能在病人体外培种出来；第三、四项条件如上述。罗伯特·科赫的贡献亦可参照本书第一章）

　　在香港，临床医学与病理学、病毒学研究很快满足了第三项条件。活组织检查（biopsy）来自广华医院一位 SARS 病人的肺部样本。这位广华医院的病人便是前述自广州来港的刘教授的香港亲人，2 月 25 日病发，其后不治。活组织检查样本早在 3 月 4 日已由伊利沙伯医院的心胸外科医生与广华医院治疗 SARS 的小组合作，以开放

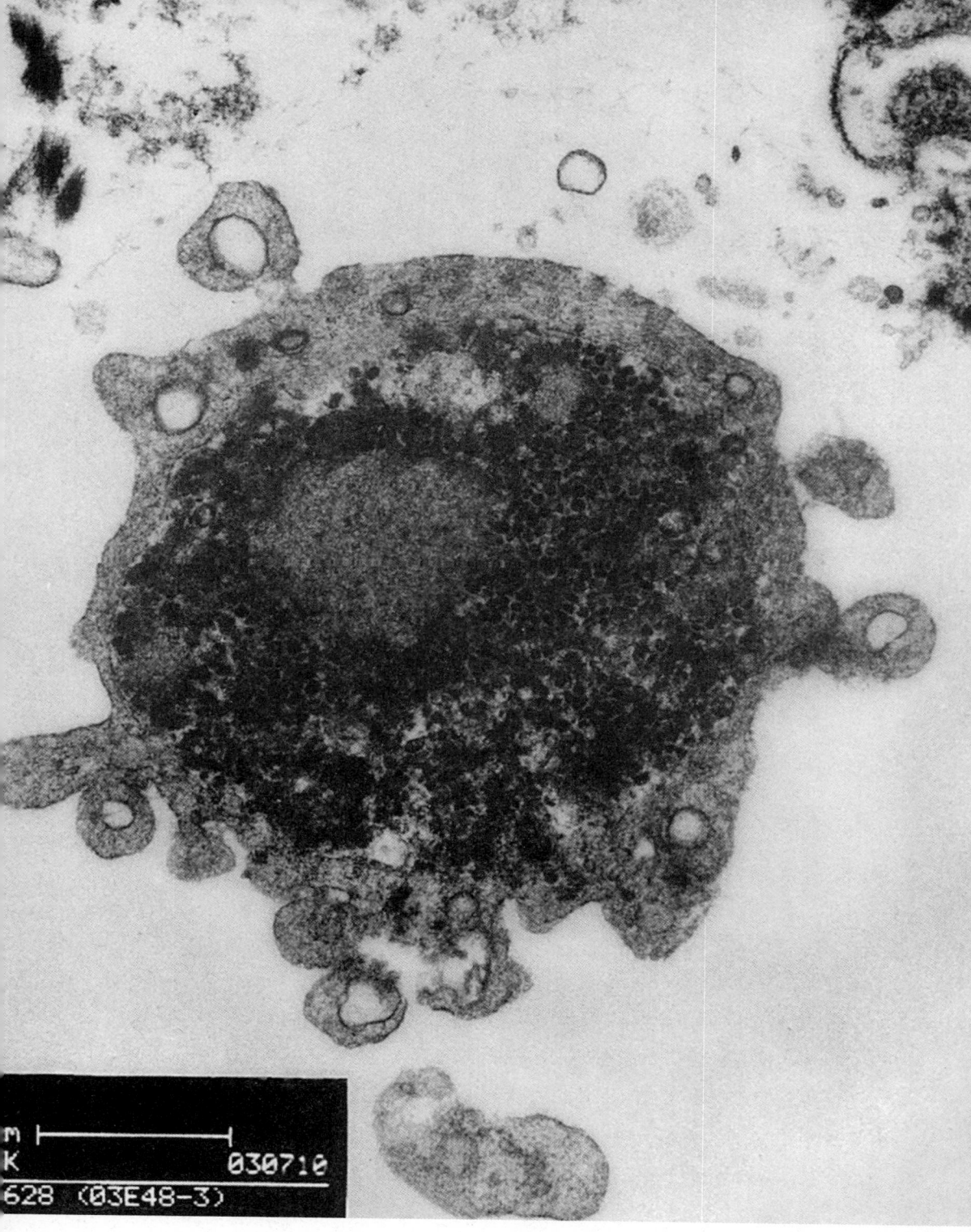

肺的活体检查方式（open lung biopsy）取得，后经病理学科工作人员连月锲而不舍的努力，以电子显微镜确定冠状病毒侵入肺组织。

4月16日，世界卫生组织公布：第四项条件也满足了。(http://www.who.int/csr/sars/2003_04_16/en/）荷兰鹿特丹的伊拉兹马斯医疗中心（Erasmus Medical Center）病毒学家阿尔贝特·奥斯特豪斯博士（Dr.Albert Osterhaus）的研究组对活猴进行三组试验，第一组受 Coronavirus 感染的猴子严重发病，病情与人类 SARS 相似；另一组以 Metapneumonovirus 感染，病情与 SARS 不符；第三组两种病毒同染，病情与第一组只受冠状病毒感染的猴子相若，并不更严重。(Fouchier RAM, Kuiken T, Schutten M et al. Aetiology: Koch's postulates fulfilled for SARS virus, *Nature*, 2003 May 15；423：240)（加拿大研究者和香港中文大学在 SARS 的早期研究发现不少病人的样本有 Metapneumonovirus，认为可能是 SARS 的病原体。阿尔贝特·奥斯特豪斯博士的研究除了确立科赫的条件中之第四项，也解答了 Coronavirus 才是 SARS 的病原体。)

在4月上旬，中国香港、德国与其他国家及地区的研究，逐步以基因的 RNA 排序、"聚合酶反应"（Polymerase Chain Reaction，PCR）及相关的科技发展出临床诊断的快速测试方法。虽然并非所有病人都有阳性反应，但在有阳性反应的病例上，诊治的把握就大为提高。4月中下旬，冠状病毒的完整基因图谱（genome）在美国、加拿大、中国香港等研究实验室分别完成，为下一步病毒研究与药物开发奠下基础。

与基础科学和微生物学研究并行的，是流行病学研究和公共卫生的病例追踪、监察和调查，在短短两个月内，累积珍贵的预防知识。前述多国及地区疫症能追踪到那家酒店的同一层楼，是不平凡的成果。这里重演了20世纪公共卫生学与传染病学、微生物学、病理学结合而展示的强大优势。（参见本书第四章）这一次瘟疫，科学研究的反应更见快速。

上页：电子显微镜确定病毒侵入肺泡细胞（alveocyte）。香港伊利沙伯医院与广华医院合作取得活肺组织样本，满足了科赫的条件。（图片由伊利沙伯医院病理学科提供）

The polemics of Science and
the restrictions of medicine

ANDREAE VESALII
BRVXELLENSIS, SCHOLAE
medicorum Patauinæ professoris, de
Humani corporis fabrica

科学口号与医学框框

在香港，西医主导公营医疗，医管局迅速决定试行以中医药辅助防治这个新疫症（SARS），其实是逆着西医的主流意见而行的。邀请广东省中医师参与，是谨慎而有点小心翼翼地起步。香港的中医希望能加速参与其事（例如香港浸会大学中医药学院院长刘良任召集人的"香港中医药界抗炎行动小组"，《明报》2003 年 5 月 27 日，A7 版），传媒舆论也存有期望。总的来说，香港早已有全民覆盖的现代西医体系对抗疫症，民间则希望有中西医结合诊治 SARS 的选择。

恰成对比反差的是，中国大陆在 4 月 26 日撤换了刚上任不久的卫生部长张文康，指其在早期的抗疫阶段不得力，然而张文康却是中国中西医结合的主帅人物（本书序言及第八章引述了张文康主编的《中西医结合医学》）。（http://news.sina.com.cn/c/2003–05–21/0952141444s.shtml）从 4 月中旬开始，中国大陆抗瘟疫的主调是"依靠科学"而非中西医结合。5 月 17 日，中国大陆举行一年一度的科技活动周，主题便是"依靠科学、战胜非典"。（www.sciencepop.org，国内简称非典型肺炎为"非典"）这次活动是以知识推广为主，如在抗瘟疫的宣传方面，疫情严重的山西 5 月 18 日刊出一篇文章，流露"依靠科学"的热切企盼：

（非典型肺炎）是一种新发的严重传染疾病。当它突然袭来之时，人们对它有一个科学认识的过程，需要有科学的预防、控制、治疗的知识、办法和手段。缺乏理性，恐慌失措不行；盲目轻率，失却防范也不行；不讲科学，迷信愚昧更不行。而只有发扬科学求实的精神，依靠科学的力量才能行。其实，观察人类战胜一切疾病的历史，战胜一切自然灾祸的历史，就是一部摒弃迷信愚昧、依靠科学的历史。

我们依靠科学抗击非典，虽已经取得了初步成效。但是，我们面临的形势依然严峻，任务依然艰巨。要取得全面的胜利，还需要再接再厉，继续发扬科学求实的精神，继续依靠科学的力量，在科学决策、科学管理、科学防治和科学普及、科学生活等方面取得新的提高和进步。（2003 年 5 月 18 日《山西日报》，http:// news.sina.com.cn/c/2003–05–18/12331070727.shtml）

这种"依靠科学"的抗疫思维，反映了现今中国对"科学"的朴素的热切渴求与 20 世纪初的中国对科学的追求是相连的。本书第六章引述了郭颖颐（D.W.Kwok）的 *Scientism in Chinese Thought*（1900–1950）一书，"科学才是真知识"的概念在 20 世纪曾被广泛运用于社会文化和学术各方面，权威化而具独断性格，甚至成为"科学主义"。

如果说得极端一点，当今的"循证医学"也有这种权威化与独断的性格。"循证医学"运动的主将之一缪尔·格雷（Muir Gray）主张"一切皆须循证"（"evidence-based everything"），意思是：在医疗范围，无论是政策、组织、调配资源、行政管理、临床、研究，一律要冠以"循证"（evidence-based）为大前提。不循证的决策和诊治决定必然不可信。（Muir Gray J.A, *Evidence-based Healthcare—How to Make Health Policy and Management Decisions*, pp.156–158）这本书是循证医疗管理的必读书，其中那种绝对理想化的观点，与《山西日报》说"依靠科学的力量，在科学决策、科学管理、科学防治和科学普及、科学生活等方面取得新的提高和进步"在思维上并没有什么根本的差别。

其实，也有西医对"一切皆须循证"的提法感到困惑，尤其在临床前线基层、精神医学与其他学科的学者中，常见异议，质疑"循证医学"过于独断。（参见 Williams DDR, Garner J., "The case against 'the evidence': a different perspective on evidence-based medicine"; Feinstein A, "Horowitz Rl. Problems in the 'Evidence' of 'Evidence-based medicine'"; 及笔者 "Ethics and Narrative in Evidence-based Medicine" 一文。）

戴维·萨克特因此多次为文辩解："循证医学"不是一种"专制"（tyranny），随机对照试验也不是唯一的"金标准"；必须把文献证据、临床技巧（clinical expertise）与病人的人生观相结合，才是良好的医疗。（例如 Sackett D. 1996 年在 British Medicial Journal 的编者语 "Evidence based medicine: what it is and what it isn't"）即使有此辩解，"循证医学"的主旨总是规范的、约束的。

面对急如洪水的新瘟疫，"循证医学"的格式与方法学显得并不适应。在香港甚至全世界，大问题如最佳的医治方案是什么，"小"问题如医护人员应穿戴什么保护装备才是最好的，都没有完全坚实的证据；各方面不停地掀起炽热的、不无主观意气的争论。防治瘟疫的经验和知识，竟是以闹哄哄的混沌形式"进化"，并不符合"循证医学"那种冷静分明的指令式的框框。医治 SARS 病人，香港与广东省的治疗方案都以利巴韦林和类固醇为方案主体。利巴韦林和类固醇都是在急忙中试用的，并没有机会预先进行有严谨分组比较的试验。美国疾病预防控制中心就一直不相信利巴韦林客观上有效。（香港医学界在疫后回顾，经过较严谨的分析，亦承认单靠利巴韦林并无助于降低死亡率。）

"循证医学"的方法学并不适应急迫多变的疫情形势，是昭然可见的，尽管闹哄哄的辩论毕竟也是以科学观察和逻辑理性为基础。关键的医学问题，并不都能以"循证医学"的格式研究。即使瘟疫再来，能以随机对照试验解答的几率恐怕并不高。

科学的双重性格

　　医学是年轻而严苛的科学小弟弟，它常常忘记，科学本来就有双重性格。学者汪晖指出：在 17 至 19 世纪，科学是解放思想的力量，在 20 世纪初中国知识分子如胡适等人对科学的渴求，也在于它的解放力量。但是，当现代科学权威化与独断化时，也有一重"控制"功能。（汪晖《科学主义与社会理论的几个问题》，赵汀阳主编《现代性与中国》，第 117—201 页）因此，科学的"双重性格"也可以调换次序论述：科学要求严谨的逻辑性、客观性和可信的方法学，故而必须有"约束、规范"，但科学进展也必然有它不肯受教条约束的闹哄哄的知识前线，这是科学的解放力量的所在。秩序中也要有乱，才能开创。

　　"循证医学"本非教条。威廉斯（Williams）说：循证医学的开拓者阿奇·科克伦（Archie Cochrane）是个"思想自由自在、会嘲弄传统框框的宗匠式人物，绝不接受教条"。（"He Was a free-thinking, iconoclastic individual with a healthy cynicism, who do not accept dogma."）威廉斯甚至认为，如果科克伦死而有知，必会为今天以他为名的僵固的医学建制（rigid medical orthodoxy）而感伤。（D.D.R.Williams, J.Garner, The case against "the evidence": a different perspective on evidence-based medicine, *British J.of Psychiatry*, Vol. 180, January 2002, pp.8–12）

　　"循证医学"不可以与"有效的医学知识"画上等号，这正如"精密科学"不能与"正确可信的知识"画上等号（关于"精密科学"的由来，见本书第十二章）。逻辑推理与数学描述是精密科学的要素，但并非所有可信的知识都必然要建筑在逻辑与数学上面。举例而言，陶瓷的制作一度被视为工艺而非科学，然而它却含有对各种物质在高温之中的变化规律的极可靠的知识。又例如在科学史内地位崇高的达尔文进化论，它的提出也并不符合严格的"科学"定义。更早一些，植物学的兴起，最初基本上只是对物种异同作分类，没有数学也没有实验，它是否科学？

伟大的科学发现是否都建基于严谨精密的研究方法？我看并不尽然。爱因斯坦的《相对论》基本上在41岁以前完成，起点不是规行矩步的"科学方法"，而是很多的思辨空想。本书第一章提到哥白尼1543年发表震撼时代的"日心"天体学说（"地动说"），在起初也是神奇空想，在并未有多少证据之前，他早已认定了太阳是中心点，不是木星、金星或其他天体。哥白尼似乎对太阳有神秘的宗教感。在最初提出时，哥白尼的"日心说"天体模型粗糙而问题重重。他与学术对手托勒密（Ptolemy）一样，误以为天体是以完美的圆形轨迹运行的，故此并不符合客观的天文观测数据，与托勒密一样要设计很多复杂的"本轮"（epicycle）来使模型与数据吻合。（A.F.Chalmers, *What is this thing called Science?* Hackett, Chapter 7；D.Gjertsen, *Science and Philosophy-Past and Present*, p.156）另一个例子是伽利略研究地心吸力。伽利略的实验并非在比萨斜塔进行，他是用自己搭建的粗糙木坑轨道、一些大大小小的滚球和一个自制的喷水计时器。依现代的标准，这整副实验设计的可能误差之大，令实验的准确性成为疑问。（D.Gjertsen, Ibid., p.244）新知的开拓常是以混沌形式启端的。17至19世纪的西医学最初也是充满好奇而不准确的探索。

医学进步与文艺复兴的人本主义精神相连。人们通过科学医学的发现重新认识自己的理性力量，这可说是医学"解放"的一面。"循证医学"的精神则是它"规范"的一面。

中医学面对现代科学，挑战也是双重的：要有效率地汲取现代科学的力量，释放原有的方法学上的局限；另一方面则是借鉴现代科学的严谨性，建立客观而有公信力的评价与规范。

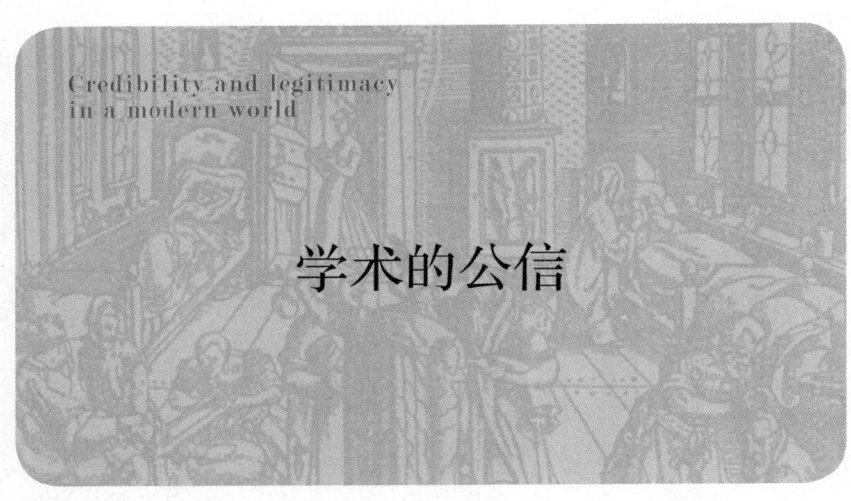

学术的公信

现代中医药研究文献与历代中医药文献浩如烟海，数据信息既庞且杂，如何有效评价，比较优劣？可信与有价值的部分能否与牵强附会的部分区分？这是中医学现代化的关键。现代化的标准之一是公信，因此建立公认可信的自我判别和评价的制度与标准，至为重要。

固然"循证医学"有变得僵固独尊的危险，但中医药却是有太多可能而让人无所适从。好像在SARS之战，从内地、海外与本地中医推荐给香港医管局的药方便如雪片飞至。数以百计的药方不仅是难辨优劣，更根本的问题是，连对判辨优劣的方法与原则也难有学术上的共识。有人认为资料必须符合"循证医学"格式才可信；有专家坚持符合医治温病的"理、法、方、药"才可取；有人主张完全依照个别病人情况辨证施治；又有人主张不妨试用标准验方。

可喜的是，中国大陆的研究者分辨优劣的工作已初见果实。在中国中医研究院牵头下，近150名科研人员组成专组，运用9种动物模型，经过118次筛选，从30种成药中选出8种，认为是对"非典"具疗效的，并由中国中医研究院院长曹洪欣在5月25日举行的"海峡两岸中医药防治SARS研讨会"电视电话会议中发表阶段成果。(《信报》2003年5月26日)据称，这8种中成药有助退高烧、保护多脏器减低损伤、促进炎症吸收、减少激素使用量等。(http://www.cctv.com.cn/news/science/20030526/100617.shtml；http://news.sina.com.cn/c/2003-5-26/0934156859s.shtml)

依严谨的立场，每一种治法和药方都要承受更全面和深入的研究才可确立学术公信。例如曹洪欣提到"目前北京已有1000余名患者接受了中医和中西医结合方法治疗"；而据官方数字，至5月25日，北京的SARS患者累计2499名，其中704人出院，167人死亡。(http://www.cctv.com.cn/news/china/20030525/100518.shtml)这样看，似乎只有约一半人是接受了中医和中西医结合方法治疗。要是能比较"中医""中西医结合""西医"三者的疗效，又能清楚知道三者是否近乎"随机性"地分工(即所分配的病例在统计学上无病情轻重、年龄、性别及兼患慢性病的差别)，可信性便会提高。减少抽样偏倚(sampling bias)是非常基本的要求，这种基本考虑对评价中西医都是适用的。即使不全盘接纳"循证医学"框框，也可吸纳其中有价值的思维方法。

国家卫生部常务副部长高强5月18日在视察中国中医研究院时，探望了"中西医结合治疗SARS的临床研究"项目组，听取曹洪欣、陈可冀等介绍研究进展。高强说："非典是一个全新的疾病，现在还没有特别有效的预防和治疗手段，西医和中医都在摸索，希望通过这次防治工作，探索中西医结合治疗疾病的规律，建立一套成熟有效的机制。"这是慎重清醒的提法。(http://news.nm/cninfo.net/181/2003-5-19/20011887.htm)

SARS是很好的中西医合作的试金石。香港的公营医疗服务在2002年起步发展中医药以来，一直是以"循证医学"和研究为主导思想的。经过SARS一役，我们也要想一想，在150年相碰撞之后，中西医学最终是否只能以现有的"循证医学"的硬格式合轨？

在回顾中西医学近200年的发展轨迹后，西医与现代科学结合的优势是明白不过的，但中医学也在努力探索它在现代医疗的位置。科学方法不是唯一的可靠知识的来源，中医药也不一定要遵照整套循证医学，但循证医学背后那种"力求客观、排除偏倚、明晰评定疗效"的思维与原则，非建立成为常规不可。在现代社会，任何制度与组织行为，包括学科发展与医学的公信确认，都得要通过客观的"知识辩护"。（赵汀阳《关于命运的知识》，赵汀阳主编《现代性与中国》，第240—278页）因此，传统古典权威与政府政策支持都不能取代学术公信。

在本书之末，可以重提一下通贯全书的两个疑问：

"世界上没有两种医学，真正的医学只有一种？"

这个提法不符合历史，也不符合现实。人类的医学从来都是多元的。"一元"如"循证医学"主导的现代西医学，内部其实也是多元的。但是，多元的医学在具体的病者身上总要好好配合。主张多元而各自为政、假装互不相干，无异是医学上的卸责。

"中医学会被现代淘汰吗？"

这个问题，准确地说，应该是：如果中医学拒绝与现代科学与"循证医学"合流，坚守传统，它会被现代社会淘汰吗？我的判断是不会，而且并不是因为它有政府政策作保护伞。这个判断，与我是否"信中医"无关。现代西医学在西方也并未曾淘汰另类医学，相反，过度科技化的现代医疗似乎正在触发另类医学的勃兴。问题是：中医学是否甘于沦为芸芸另类医学中的一员，抑或是要通过科学的关口，登上一个与现代西医学较接近的学术平台？

我期望，也相信，这个问题终会有乐观积极的答案。

2003年11月10日定稿于香港九龙医院

后记：谁遇上谁

    6月初刚把《当中医遇上西医》的书稿送付出去；7月底，在香港书展，我遇上《术数、天文与医学：中国科技史的新视野》一书。这是香港城市大学一系列文化讲座的汇编，里面收入了中医学史家廖育群题为《中国传统医学的"传统"与"革命"》的讲稿。廖育群问："现在的中医是否与古代的中医相同？如有不同，那么区别何在？这样的问题应该由谁来回答？"

    廖育群自答：中医业内大夫可能会说没有什么区别，因为他们大多仅仅是在二维空间上看待并使用着这门"依然存活的古代科学"。

    至于西医，廖说："西医与一般人一样——无力回答这样的问题，因为他们不了解中医这门学问。"

    读到这段话的一刻，展馆内熙攘的人潮声仿佛霎时寂然。我恰好是一名西医，而付送的书稿中探索的恰好便是这些问题。

    书稿完成后，我邀请同样也是西医但在中医药研究有资深经验的梁秉中教授写序，教授慨然允诺，并且在百忙中把全稿通读了才动笔，令我感铭于心，难以言说。教授素来不做不痛不痒的事，不说不痛不痒的话，在序言中介绍了本书主旨之外，立即进入实质讨论，提出尖锐的观点。他说本书题目"若改之为《当西医遇上中医》，可能亦属适当"。他进而慨然曰：今日的香港，西医屡闻中医药受压制的倾诉，往往被逼表态。区医生选择了历史的方向，作为省思的主线，是否出于巧妙地避开表态的需要？

我对中医学与中医现代化的观点，在书的前言与末章都可以见到。本书以中医思想在历史中的发展、挑战、危机为主线，不是为了避开表态的需要，也不是如教授所言的"出于厚道"。一名西医在一时一地提出主张，论断中医应当如何发展方属合理，或中西医学应当如何融合，固然也可以写成很可读的一本书，但我真的认为，在中国内外，一人一时一地的主见——无论中医或西医观点——不惟不缺，可能已经太热闹了。至于现实中的中西医讨论，又常是各自表述意见，无关痛痒。我渴望能够稍微完整地回顾中医与西医在历史里的遭遇，更想弄清楚两者在学术上相遇时，客观存在的问题。

我曾闻香港大学美术史教授万青力对他的博士生说：写论文不须急忙树立大理论和推销观点。到头来，长久存在的不会是你们一时的观点创见，理论总是后浪推前浪的。反而是那些小心整理的具体素材和随之自然呈现的论点，会有更大的存在价值。

让历史说话，当然也离不开个人对那一段历史的认知和理解。过去一年，在医院工作以外，大部分精力都投放在此书的写作上，认知与观点自然随之而增长。就此而言，确也可以说是"西医遇上中医"。这写作经验在我自己是有趣的，而且有兴奋莫名的时刻，但对大众读者而言，一个西医怎样遇上中医，实是无足道也。最终，本书的主旨，依然是希望把"中医遇上西医"的历史与学术难题如实展现，好让读者接力思考。

参考书目

前言

1. 张文康主编《中西医结合医学》，中国中医药出版社，2000。

2. 祝世讷《中西医学差异与交融》，人民卫生出版社，2000。

3. 谢永光《香港中医药史话》，香港：三联书店，1998。

4. 陈文岩《病不因人分黑白，岂能脏腑有中西？》，香港《信报》，2001.3.3。

第 1 章　19 世纪前的西方医学

1. 李约瑟著、李彦译《中国古代科学》，香港：中文大学出版社，1999。

2. 廖育群《中国古代科学技术史纲·医学卷》，辽宁教育出版社，1996。

3. *Timetables of Medicine*，Worth Press，2000.

4. 赵洪钧《近代中西医论争史》，安徽科学技术出版社，1989。

5. 李经纬《西学东渐与中国近代医学思潮》，湖北科学技术出版社，1990。

6. Paul U. Unschuld，*Medicine in China—a History of Ideas*，U. of California Press，1985.

7. Paul U. Unschuld，*Chinese Medicine*，Paradigm Publications，1998.

8. Lois N. Magner，*A History of Medicine*，Dekker，1992.

9. Arturo Castiglioni 著、程之范译《医学史》，广西师范大学出版社，2003。

10. 杜聪明《中国医学史略》，台湾：精华出版社，1959。

11. Erwin H. Ackerknecht 著、戴荣钤译《医学史概论》，台湾："国立"中国医药研究所，1966。

第 2 章　19 世纪前中国医学的脉络

1. 赵璞珊《中国古代医学》，中华书局，1997。

2. 葛兆光《中国思想史卷一·七世纪前中国的知识、思想与信仰世界》，复旦大学出版社，1998。

3. 人民健康网《黄帝内经》，http://www.wsjk.com.cn。

4. 史兰华《中国传统医学史》，科学出版社，1992。

5. 甄志亚、傅维康编《中国医学史》，上海科学技术出版社，1997。

6. 刘星主编《中医各家学说》，科学出版社，2001。

7. 《中国医学百科全书·中医学（上）》，上海科学技术出版社，1997。

8. 许健鹏、李国清编《中国古代名医点评》，中国医药科技出版社，2000。

9. 席泽宗主编《中国科学技术史·科学思想卷》，科学技术出版社，2001。

10. 朱邦贤主编《中医学三百题》，上海古籍出版社，1989。

11. 廖育群《岐黄医道》，辽宁教育出版社，1991。

12. 马伯英《中国医学文化史》，上海人民出版社，1994。

13. 李良松、郭洪涛《中国传统文化与医学》，厦门大学出版社，1990。

14. 《邓铁涛医集》，人民卫生出版社，1995。

第3章 中医遇上西医

1. 网上《中国医学通史简编》，http://www.cintcm.com/lanmu/zhongyi_lishi/Xulun/xulun3.htm。

2. 陈邦贤《中国医学史》，台湾：商务印书馆，1927（初版），1977（五版）。

3. 袁运开、周瀚光主编《中国科学思想史（下）》，安徽科学技术出版社，2000。

4. 许健鹏、李国清编《中国古代名医点评》，中国医药科技出版社，2000。

5. 李经纬《中外医学交流史》，湖南教育出版社，1998。

6. 曹增友《传教士与中国科学》，中国文化出版社，1999。

7. M.R.Lee，Plants against malaria Part 1：Cinchona or the Peruvian Bark，*Journal of Royal College of Physicians Edinburgh*，Vol.32，2002.

8. *Timetables of Medicine*，Worth Press，2000.

9. William Bynum 著、曹珍芬译《十九世纪医学科学史》，复旦大学出版社，2000。

10. Lois N.Magner，*A History of Medicine*，Dekker，1992.

11. 陈士奎《变革"心主神明"为"脑主神明"——中医脑科学理性发展的前提条件》，《第二次世界中西医结合大会论文摘要集》，北京，2002。

12. 温长路、刘玉玮、温武兵编著《医林改错识要》，中医古籍出版社，2002。

13. 马伯英《中国医学文化史》，上海人民出版社，1994。

14. Paul U.Unschuld，*Medicine in China—a History of Ideas*，U.of California Press，1985。

15. 李经纬《西学东渐与中国近代医学思潮》，湖北科学技术出版社，1990。

16. 赵洪钧《近代中西医论争史》，安徽科学技术出版社，1989。

17. 史兰华《中国传统医学史》，科学出版社，1992。

18. 韦政通《中国十九世纪思想史·下》，东大图书，1992。

19. 杜聪明《中国医学史略》，台湾：精华出版社，1959。

20. 《中医百年风云录》，《市场报》，http://big5.peopledaily.com.cn/shch/199912/24/ newfiles/E101.html，1999 年 12 月 24 日。

21. 谢永光《香港中医药史话》，香港：三联书店，1998。

第 4 章　公共卫生与传染病学的响号

1. 李经纬《西学东渐与中国近代医学思潮》，湖北科学技术出版社，1990。

2. 李经纬《中外医学交流史》，湖南教育出版社，1998。

3. 赵洪钧《近代中西医论争史》，安徽科学技术出版社，1989。

4. 陈小野《中医学理论研究》，中医古籍出版社，2000。

5. 余岩《医学革命论》初集，卷四《六气论》，上海：商务印书馆，1933。

6. 余岩《砭新医》，《医学革命选》，台湾：艺文印书馆，1976。

7. 余岩《伤寒发挥》，《医学革命论选》，台湾：艺文印书馆，1976。

8. 韦政通《中国十九世纪思想史·下》，东大图书，1992。

9. 梁启超《医学善会叙》，《饮冰室文集》，台湾：中华书局，1960。

10. 陈邦贤《中国医学史》，台湾：商务印书馆，1927（初版），1977（五版）。

11. 余岩、刘崇燕著述《传染病全书》，商务印书馆，卷一余岩著述《赤痢篇》，1922（初版）；卷二刘崇燕著述《伤寒篇》，1924（初版）。

12. 杜聪明《中国医学史略》，台湾：精华出版社，1959。

13. *Timetables of Medicine*，Worth Press，2000。

14. Paul U.Unschuld, *Medicine in China—a History of Ideas*, U. of California Press, 1985.

第 5 章　恽铁樵与张锡纯的会通试验

1. 恽铁樵《伤寒论辑义》五卷，上海：商务印书馆，1929（第二版）。

2. 网上《中国医学通史简编》近代卷，http://www.cintcm.com/lanmu/zhongyi_lishi/ Xulun/xulun3.htm。

3. 赵洪钧《近代中西医论争史》，安徽科学技术出版社，1989。

4. 李经纬《西学东渐与中国近代医学思潮》，湖北科学技术出版社，1990。

5. 张锡纯《医学衷中参西录》三册，河北科学技术出版社，1990。

第 6 章　"科学共同体"通向现代：

1. 段治文《中国现代科学文化的兴起 1919—1936》，上海人民出版社，2001。

2. 杨国荣《科学主义：演进与超越》，台湾：洪叶文化，2000。

3. 郭颖颐著、雷颐译《中国现代思想中的唯科学主义（1900—1950）》，江苏人民出版社，1998。

4. 胡适《中国哲学里的科学精神与方法》，1959 年夏威夷"东西哲学家会议"发表，载于《中国人的心灵——中国哲学与文化要义》，联经出版社，1994。

5. W.F.Bynum & R. Porter（ed.），*Encyclopaedia of the History of Medicine*，Routedge，1997.

6. 冯显威、刘进荣、安丰生、樊嘉禄《人文社会医学导论》，河南医科大学出版社，2000。

7. R.C.Maulitz，"The Pathological Tradition"，in W.F.Bynum & R.Porter (ed.) *Encyclopaedia of the History of Medicine*，Routledge，1997.

8. 赵洪钧《近代中西医论争史》，安徽科学技术出版社，1989。

9. 熊月之著《西学东渐与晚清社会》，上海人民出版社，1994。

10. 李经纬《西学东渐与中国近代医学思潮》，湖北科学技术出版社，1990。

11. 任免之《现代中医史拾遗》，载《大大月报》卷 11，1975 年 9 月。

12. 陈邦贤《中国医学史》，台湾：商务印书馆，1927（初版），1977（五版）。

13. 李致重《中医学必将走出悖论的困扰》，"中医之魂"网站文章，http://zyzh.y365.com/wen/beilun.htm。

第 7 章 "五行学说"——中医学的基石吗

1. Paul U.Unschuld，*Chinese Medicine*，Paradigm Publications，1998.

2. 祝世讷编《中医学方法论研究》，山东科学技术出版社，1985。

3. 刘长林《内经的哲学和中医学的方法》，科学出版社，1982。

4. 赵洪钧《近代中西医论争史》，安徽科学技术出版社，1989。

5. 陈华《中医的科学原理》，商务印书馆，1991。

6. 梁颂名、荣向路、江润祥《中医脏腑概说》，香港：中文大学出版社，1999。

7. 曹培琳编著《阴阳五行运气八卦及其在中医学中的应用》，山西科学技术出版社，1999。

8. 《中国医学百科全书·中医学》上，上海科学技术出版社，1997。

9. 侯占元主编《中医问题研究》，重庆出版社，1989。

10. 梁茂新《中医"证"研究的困惑与对策》，人民卫生出版社，1998。

第 8 章 从脏器到脏象

1. 吴翰香编著《内经基础理论的读书随笔》，人民卫生出版社。1993。

2. 梁颂名、荣向路、江润祥《中医脏腑概说》，香港：中文大学出版社，1999。

3. 廖育群《岐黄医道》，辽宁教育出版社，1991。

4. 赵洪钧《近代中西医论争史》，安徽科学技术出版社，1989。

5. 杨维益《中医学：宏观调控的功能医学》，秋海棠文化，2001。

6. 《中国医学百科全书·中医学》，上海科学技术出版社，1997。

7. 杨扶国、齐南主编《中医藏象与临床》，中国古籍出版社，2001。

8. 王洪图主编《内经选读》，上海科学技术出版社，1997。

9. 朱邦贤主编《中医学三百题》，上海古籍出版社，1989。

10. 王洪图主编《内经选读》，上海科学技术出版社，1997。

11. 崔应珉、李志安、王宪玲《脏象理论临床指南》，郑州大学出版社，2002。

12. 张文康主编《中西医结合医学》，中国中医药出版社，2000。

13. 吴敦序主编《中医基础理论》，上海科学技术出版社，1995。

14. 庄泽澄主编《中医诊断学》，科学出版社，1999。

15. 张其成《中医现代化悖论》，http://www.chinaqigong.net/tzdh/lunwen/zqc.htm，原载《中国医药学报》1999 年第 1 期。

16. 张其成《在"科学化"的名义下，中医自己消灭中医》，郝光明《救救中医吧》报道之二，http://www.cuiyueli.com/cuiyueli/zhenxingzhongyi/zhongyizhanlue/pljy15.htm；张的详细论证见《模型与原型：中西医的本质区别》，《医学与哲学》第 20 卷第 12 期，1999 年 12 月。

第 9 章 针刺疗法的古今道路

1. 严健民《中国医学起源新论》，北京科学技术出版社，1999。

2. 马伯英《中国医学文化史》，上海人民出版社，1994。

3. 程士德主编《内经》，人民卫生出版社，1987。

4. Lois N. Magner, *A History of Medicine*, Dekker, 1992.

5. Shigehisa Kuriyama, *The Expressiveness of the Body and the Divergence of Greek and Chinese Medicine*, Zone Books New York, 1999.

6. 刘公望主编《现代针灸全书》，华夏出版社，1998。

7. 廖育群《岐黄医道》，辽宁教育出版社，1991。

8. 麻仲学主编《国际针灸交流手册》，山东科学技术出版社。1992。

9. 陈华《中医的科学原理》，商务印书馆，1991。

10. 周一谋、彭坚、彭增福著《马王堆医学文化》，文汇出版社，1994。

11. 黄龙祥《中国针灸学术史大纲》，华夏出版社，2001，

12. 朱兵编著《针灸的科学基础》，青岛出版社，1998。

13. Al-Sadi M，Newman B，Julious SA，Acupuncture in the Prevention of Postoperative Nausea and Vomiting，*Anaesthesia*，1997，52：658–661.

14. Spencer JW，Jacob JJ（ed.），*Complementary/Alternative Medicine: An Evidence-based Approach*，Mosby，1999.

15. 美国国家卫生研究院 NIH consensus statement 107。

16. 施杞主编《上海中医药大学中医学家专集》，人民卫生出版社，1999。

17. G.Stux & R.Hammerschlag（eds.），*Clinical Acupuncture-Scientific Basis*，Springer，2001.

第 10 章 "证"的生命力与困惑

1. 周琳琳《中医药信息学发展现状分析（Ⅱ）》，《中国中医药信息》，9 卷 10 期，2002 年 10 月。

2. 李致重《证、证、症、候的沿革和证候定义的研究》，载录崔月犁主编《中医沉思录（一）》，中医古籍出版社，1997。

3. 梁茂新、刘进、洪治平、徐月英《中医证研究的困惑与对策》，人民卫生出版社，1998。

4. 甄志亚等编《中国医学史》，上海科学技术出版社，1997。

5. 王庆其《中医证候病理学》，中国科学普及出版社，1995。

6. 门九章《中西医结合的现实思想与实践》，载《医学与哲学》2001 年 8 月，22 卷 8 期。

7. 崔应珉、李志安、王宪玲编《脏象理论临床指南》，郑州大学出版社，2002。

第 11 章 中西医学的现代对照

1. 蔡定芳《变亦变，不变亦变——论中医发展大势》，http://zyzh.y365.com/wen/bian.htm，原载《医学与哲学》，2000 年第 4 期。

2. 张其成《从中医发展三派看中医理论研究的切入点》，http://zyzh.y365.com/wen/qierudian.htm。

3. 李良松、郭洪涛《中国传统文化与医学》，厦门大学出版社，1990。

4. 冯泽永主编《中西医学比较》，科学出版社，2001。

5. A Kleinman，"What is specific to Western Medicine？" in W.F.Bynum & R. Porter（ed.），*Encyclopaedia of the History of Medicine*，Routledge，1997.

6. 李申《中国古代哲学和自然科学》，上海人民出版社，2002。

7. 张大钊《中医文化对谈录》，香港：三联书店，2002。

8. 张文康主编《中西医结合医学》，中国中医药出版社，2000。

9. 陈士铎《辨证录》，人民卫生出版社，1989。

10. 刘延伶、赵洪钧《"整体观念"特色论之反思》，《医学与哲学》2002年，23卷4期。

11. N.Gevitz, "Unorthox Medical Theories," in W.F.Bynum & R.Porter（ed.），*Encyclopaedia of the History of Medicine*，Routledge，1997，Vol.1，Chapter 28.

12. M.H.Cohen, *Complementary and Alternative Medicine-Legal Boundaries and Regulatory Perspectives*，Johns Hopkins，1998.

13. 马伯英《中国医学文化史》，上海人民出版社，1994。

14. 张云鹏主编《临床中医家：姜春华》，中医药出版社，2002。

第12章　严苛的现代医学

1. W.F.Bynum著、曹增芬译《十九世纪医学科学史》，复旦大学出版社，2000。

2. 詹正嵩等编著《21世纪的医药卫生》，安徽科学技术出版社，2000。

3. 谢悦之《寻找DNA双螺旋结构的背后故事》，香港：《信报》2003年6月7日。

4. 高也陶、吴丽莉《人类基因测序：民间挑战政府》，《医学与哲学》2002年9月。

5. 吴岚晓、郭坤元、秦煜《基因工程药物发展的历史及启示》，《医学与哲学》2002年12月。

6. 陈小野《中西医结合在我国医学发展中的地位》，发表于第二届中医证的研究学术讨论会，1998年9月27—29日，北京，载《中国中医基础医学》1998（增刊）。

7. 陈小野、佟彤、邹世洁《中医理论现代化概述》，http://www.cintcm.com/lanmu/julebu_zhuanjia/yisheng_chenxiaoye/chenxiaoye_lilun/lilum_15zhongshu.htm。

8. 李致重《中医现代化的若干思考》，载崔月犁主编《中医沉思录（一）》，中医古籍出版社，1997。亦载于：http://health.bdinfo.net/professional/traditional/westandeast/200103/7591420010315.htm。

9. 张其成《中医现代化悖论》，http://www.chinaqigong.net/tzdh/lunwen/zqc.htm，原载《中国医药学报》1999年第1期。

10. 张其成《从中医发展三派看中医理论研究的切入点》，http://zyzh.y365.com/wen/qierudian.htm。

11. R.Stevens, *American Medicine and the Public Interest*，U.of California Press，1998.

12. A Kleinman, "What is specific to Western Medicine？" in: W.F.Bynum & R.Porter（ed.），*Encyclopaedia of the History of Medicine*，Routledge，1997，Vol.1，Chapter 2.

13. 中国循证医学中心《知识窗》第一期，见 http://www.chinacochrane.org/cochrane_chinese/z1.htm。

14. 杨维益《中医学：宏观调控的功能医学》，秋海棠文化，2001。

15. 循证医学与中医药研究，http://www.cintcm.ac.cn/lanmu_ac/zhuanti/index_xunzheng.htm。

16. 赖世隆:《中医药循证研究若干自身特点的探讨》，2003 年 1 月 22 日香港中西医
    结合学会周年大会上的演讲。

第 13 章　瘟疫里的省思

1. 林建予、寇华胜《中医免疫医学》，台湾：旺文出版社，1993。

2. J.S.M.Peiris et al, and members of the HKU/UCH SARS Study Group, Clinical
   Progression and Viral Load in a Community Outbreak of Coronavirus-associated SARS
   Pneumonia: a Prospective Study, *The Lancet*, 2003 May 10.

3. Fouchier RAM, Kuiken T, Schutten M et a1, Aetiology: Koch's Postulates Fulfilled
   for SARS Virus, *Nature*, 2003 May 15.

4. Muir Gray JA, *Evidence-based Healthcare—How to Make Health Policy and
   Management Decisions*, Churchill Livingstone, London, UK, 1997.

5. Williams D. D. R, Garner J., The Case Against "the Evidence": a Different Perspective
   on Evidence-based Medicine, *British J of Psychiatry*, Vol. 180, January 2002, 8–12。

6. Feinstein A, Horowitz Rl.Problems in the "Evidence" of Evidence-based medicine,
   American J of Medicine, Vol.103（6）, Dec. 1997.

7. D.K.S.Au, "Ethics and Narrative in Evidence-based Medicine", in: Julia Tao（ed.）,
   Crosscultural Perspectives on the（lm）possibility of Global Ethics, Kluwer, 2002.

8. Sackett DL et al., Evidence Based Medicine: what it is and what it isn't, *Editorial*,
   British Medical Journal, 312, 71–72, 1996.

9. D.Gjertsen, *Science and Philosophy-Past and Present*, Penguin, 1989.

10. A.F.Chalmers, "What is this thing called Science？" *Hackett*, 3rd edition, 1999.

11. 汪晖《科学主义与社会理论的几个问题》，载赵汀阳主编《现代性与中国》，广东
    教育出版社，2000。

12. 赵汀阳《关于命运的知识》，载赵汀阳主编《现代性与中国》，广东教育出版社，
    2000。

图书出处及鸣谢

29 页上   http://micro.magnet.fsu.edu/primer/museum/

30 页   http://cgfa.sunsite.dk/e/p-edelfel1.htm

37 页   《中国医学通史·文物图谱卷》（北京：人民卫生出版社，2000）

38 页   《中国医学通史·文物图谱卷》（北京：人民卫生出版社，2000）

41 页   广州中医药博物馆

44 页   广州中医药博物馆

45 页   广州中医药博物馆

50 页   http://www.mobot.org/MOBOT/research/library/kohler/1763_078.jpg

51 页   http://utopia.knoware.nl/users/aart/flora/Scrophulariaceae/Digitalis/D.grandi-
          flora/1.close.jpeg

58 页下   《中国医学通史·文物图谱卷》（北京：人民卫生出版社，2000）

60 页   《中国医学通史·文物图谱卷》（北京：人民卫生出版社，2000）

61 页   《中国医学通史·文物图谱卷》（北京：人民卫生出版社，2000）

62 页   *History of Chinese Medicine*（Tientsin：Tientsin Press Ltd.，1932）.

65 页   广州中医药博物馆

73 页   广州中医药博物馆

77 页   www.trichinella.org/history/image%20pages/rudolph_choose.ht

78 页   *History of Chinese Medicine*（Tientsin：Tientsin Press Ltd.，1932）

86 页   《中国医学通史·文物图谱卷》（北京：人民卫生出版社，2000）

88 页   广州中医药博物馆

103 页   《中国医学通史·文物图谱卷》（北京：人民卫生出版社，2000）

104 页   《中国医学通史·文物图谱卷》（北京：人民卫生出版社，2000）

105 页   《中国医学通史·文物图谱卷》（北京：人民卫生出版社，2000）

120 页   《全国著名老中医邓铁涛教授学术思想研讨会》（北京：中华中医药学会及广

州中医药大学，2001）

141 页   http://art-bin.com/art/medhistorypix/omedicalimages.html

148 页   《十四经络及腧穴图谱》（台北：正源出版社，1993）

176 页   www.planete-homeo.org/pratique/organon.htm

186 页   www.life.uiuc.edu/animalbiology/biohistory/genome.html

188 页   http://www.cintcm.com/lanmu/julebu_zhuanjia/yisheng_chenxiaoye/chenxiaoye_
          lilun/lilum_15zhongshu .htm

193 页   www.poems. msu.edu/InfoMastery/Intro/Limitations.htm

195 页   www.healthevidence.ch/ebphl/evidence_based_medicine.htm

201 页   香港医院管理局

201 页   《心连心》（香港：明报出版社，2003）

205 页   香港大学 Prof.M.Peiris

206 页   香港大学 Prof.M.Peiris

207 页   伊利沙伯医院病理学科

未有列明出处的图像，绝大部分为当时之期刊、书籍及经常被引用者（我们的工作不过是搜寻最清晰的版本）。在此特别要鸣谢香港大学图书馆暨医学图书馆，以及香港中文大学图书馆。如果没有这些丰富的馆藏，将令此书失色不少。

图书在版编目（CIP）数据

当中医遇上西医：历史与省思／区结成著．—2版．—北京：生活·读书·新知三联书店，2018.7
ISBN 978 - 7 - 108 - 05735 - 8

I．①当…　II．①区…　III．①中医学－对比研究－现代医药学
IV．① R

中国版本图书馆 CIP 数据核字（2016）第 134047 号

本书原由三联书店（香港）有限公司以书名"当中医遇上西医：历史与省思"出版，现经由权利人授权生活·读书·新知三联书店在中国内地出版发行。

特邀编辑　张艳华
责任编辑　徐国强
装帧设计　薛　宇
责任校对　张　睿
责任印制　徐　方
出版发行　生活·讀書·新知 三联书店
　　　　　（北京市东城区美术馆东街 22 号　100010）
网　　址　www.sdxjpc.com
图　　字　01-2017-7051
经　　销　新华书店
印　　刷　北京隆昌伟业印刷有限公司
版　　次　2005 年 5 月北京第 1 版
　　　　　2018 年 7 月北京第 2 版
　　　　　2018 年 7 月北京第 7 次印刷
开　　本　720 毫米 × 1020 毫米　1/16　印张 14.5
字　　数　180 千字　图 84 幅
印　　数　39,801 - 49,800 册
定　　价　45.00 元

（印装查询：01064002715；邮购查询：01084010542）